Friede auf Erden und im Treppenhaus

AF285765

EBERHARD SIEVERS

FRIEDE AUF ERDEN UND IM TREPPENHAUS

Heitere und ernste Erzählungen um biblische Texte

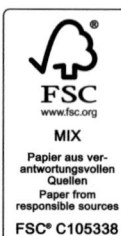

FSC
www.fsc.org

MIX

Papier aus ver-
antwortungsvollen
Quellen
Paper from
responsible sources

FSC® C105338

© Alle Rechte liegen beim Autor, 2011
Umschlaggestaltung: Albert Schallenberg, Göttingen
Satz: IBV Lichtsatz KG, Berlin
Herstellung und Verlag: Books on Demand GmbH, Norderstedt
ISBN 978-3-8423-8504-7

Inhalt

Vorwort

Allen Erzählungen dieses Buches liegt eine Frage zugrunde: Was hat die Bibel mit unserem alltäglichen Leben zu tun? Das ist ja nicht nur die sozusagen berufsmäßig gestellte Frage von Pastoren und Religionslehrern, wenn sie Predigt oder Unterricht vorbereiten. Viele Christen fragen so, denen es nicht genügt, wenn der Bibel nur innerhalb der Kirche und des Gottesdienstes Raum gegeben wird, während außerhalb die Bibel geradezu mit einem Tabu belegt wird.

Vielleicht kann die alte Frage in der Form von Erzählungen neu zur Sprache gebracht werden! Vielleicht können stille Heiterkeit, phantastischer Überschwang, legendäres Pathos, alltägliche Sprachmuster oder hastige Dialoge Bibel und Leben leichter verbinden.

Jede Erzählung geht von einer Bibelstelle aus und schildert Situationen der Gegenwart, in denen dieser Bibeltext als Text angesprochen und zitiert wird. Er bleibt somit innerhalb der Erzählung als eigene Sprachgestalt erhalten und in seiner biblischen Herkunft erkennbar. So erlebt der Leser – oder noch besser: der Zuhörer – ein neues Verständnis des alten Textes mit ganz verschiedenen Menschen: mit einem spanischen Gastarbeitermädchen, mit einem Jungen im Rollstuhl, mit einem Rentner auf Reisen, einem Pfarrer, der in eine Baubude gerät ...

Viele Erzählungen eignen sich gut zum Vorlesen, in besinnlicher Andacht, im Unterricht oder in geselliger Runde.

Für die Leser, die die Spannung aus dem Vergleich der Geschichten mit dem zusammenhängenden Wortlaut des entsprechenden biblischen Textes genauer nachempfinden möchten, ist ein Verzeichnis zum leichteren Nachschlagen in der Bibel angefügt.

Eberhard Sievers

Kleinstädtische Verleugnung

Man redet oft einer Kleinstadt nach, sie habe außer bürgerlicher Langeweile nur Klatsch und Tratsch zu bieten. Das stimmt überhaupt nicht, wie uns die folgende Begebenheit zeigt.

Durch die Lindenallee, die mitten auf die Kirche der kleinen Stadt in Norddeutschland zuführt, gehen vor uns zwei alte Leute, rüstig und doch bedächtig, offensichtlich ein einträchtiges Ehepaar. Als wir sie überholen und einen guten Morgen wünschen, bekommen wir Fetzen des Gespräches der beiden Alten mit: Von Goldener Hochzeit ist die Rede. Jetzt bemerken wir auch den etwas schmerzlichen Zug um den faltigen Mund der Frau.

Die Leute, die wir später nach dem goldenen Hochzeitspaar befragen, versichern uns, daß die beiden ein friedliches und gottesfürchtiges Leben führen, zu dem auch der regelmäßige Besuch des Gottesdienstes gehört.

Den schmerzlichen Zug versuchen die Leute damit zu erklären, daß Ostern in diesem Jahr recht spät sei, vor fünfzig Jahren aber sehr früh gelegen habe. Die Feier der Goldenen Hochzeit falle deshalb ausgerechnet in die Passionszeit und trübe etwas den Wunsch nach einem fröhlichen, bunten Familienfest. Diese Erklärung trifft aber, wie sich bald herausstellen wird, nicht den Kern der Sache.

Am nächsten Samstag können wir die beiden Alten wiedersehen, wenn wir, durch Musik und lauten Trubel angelockt, einen Blick in das Klubzimmer des Gasthofes zum ›Goldenen Hirsch‹ werfen. Da sitzen sie in dunklem Anzug und langem Festkleid und strahlen und erzählen, betrachten die teils goldenen, teils überflüssigen Geschenke, und um sie herum quirlt und redet und lacht die Nachkommenschaft in bunter Mischung, unter Blumen, Kerzen, Wein und Brause.

Der Alte steht auf und kommt mit gerötetem Gesicht heraus auf den Flur. Gerade wird die Tür zur Gaststube des ›Goldenen Hirschen‹ geöffnet, und der Alte wirft zufällig einen Blick hinein. Er erbleicht, seine Heiterkeit ist wie weggeblasen, er wendet sich schnell ab. Sein Gesicht bekommt einen ernsten, fast finsteren Blick, und er zögert ein wenig, sich wieder dem Trubel im Klubzimmer auszuliefern. Drinnen geht er langsam auf seine Frau zu, wartet, bis sich ein Urenkelkind von ihrem Schoß gelöst hat, faßt sich dann ein Herz und flüstert seiner Frau ganz leise und ganz kurz etwas ins Ohr. Sofort erbleicht auch sie, die Mundwinkel gehen herunter, die Augenlider senken sich, die Stirn wird faltiger.

Was ist denn in der Gaststube los? Dort hat sich die Jugend der Familienfeier vor der Theke mit den anderen Gästen des ›Goldenen Hirschen‹ vermischt. Im Mittelpunkt steht ein langhaariger, junger, aber nicht sehr junger Mann mit schmuddeligen Jeans, eine Gitarre umgehängt, und spuckt große Töne.

Da kommen die beiden Alten verstört aus dem Klubzimmer und drängen an uns vorbei ins Freie, in jener Mischung aus Eile und doch wieder Unauffälligkeit, die bei den Gästen, die es bemerken, das Bedauern über das frühe Zubettgehen in das Verständnis für das Ruhebedürfnis der Alten umschlagen lassen soll. Der Mann lenkt die Frau zur Haustür. Sie hätte doch am liebsten noch einen wenn auch kurzen Blick in die Gaststube geworfen! Aber der alte Mann zischt »Ach was, wir tun, als wenn wir ihn nicht kennen«, und zieht die verwirrte Frau auf die Straße.

Der Wirt kann uns hinter vorgehaltener Hand wohl Auskunft geben. Der Langhaarige ist kein anderer als ein Sohn des Jubelpaares, seit Jahren treibt er sich in der Weltgeschichte umher, keinen richtigen Beruf erlernt, mit den Eltern völlig verkracht, die sich für ihn schämen, jetzt

8

taucht er plötzlich uneingeladen zur Goldenen Hochzeit auf, die meisten aus der Verwandtschaft kennen ihn überhaupt nicht, und er hat auch nicht gesagt, wer er ist, ist auch schon halb besoffen, singt exotische Lieder zur Gitarre, aber die beiden Alten können einem leid tun.

Am nächsten Morgen, einem hellen Frühlingssonntag, sehen wir das goldene Hochzeitspaar vor uns auf der Kirchenbank sitzen mit verschlossenem Gesicht. Der ahnungslose Pastor will den beiden treuen Gemeindemitgliedern eine besondere Ehre antun und begrüßt zu Anfang mit ein paar freundlichen Sätzen das goldene Hochzeitspaar und die zahlreiche Familie im Gottesdienst. Aber kein Lächeln löst die Gesichtszüge der beiden Alten.

Der Predigttext für den heutigen Passions-Sonntag steht bei Matthäus, Kapitel 26, Vers 69 bis 75:

Petrus aber saß draußen im Hof.
Und es trat zu ihm eine Magd und sprach:
»Und du warst auch mit dem Jesus aus Galiläa.«
Er leugnete aber vor ihnen allen und sprach:
»Ich weiß nicht, was du sagst.«
Als er aber zur Tür hinausging, sah ihn eine
andere und sprach zu denen, die da waren:
»Dieser war auch mit dem Jesus von Nazareth.«
Und er leugnete abermals und schwur dazu:
»Ich kenne den Menschen nicht.«
Und über eine kleine Weile traten hinzu,
die dastanden, und sprachen zu Petrus:
»Wahrlich, du bist auch einer von denen,
denn deine Sprache verrät dich.«
Da hob er an, sich zu verfluchen und zu schwören:
»Ich kenne den Menschen nicht!«
Und alsbald krähte der Hahn.
Da dachte Petrus an die Worte Jesu, da
er zu ihm sagte: »Ehe der Hahn krähen wird,

wirst du mich dreimal verleugnen«, und ging hinaus und weinte bitterlich.

Während der Verlesung dieses Textes können wir beobachten, wie sich die Züge der Frau versteinern, und bei den Worten »... ging hinaus und weinte bitterlich«, wird sie auf einmal ganz weiß im Gesicht und kippt einfach still um, ihr Mann kann sie gerade noch abstützen; der Küster, der Pastor, andere Gottesdienstbesucher springen hinzu, und auch wir sollten tatkräftig helfen, die arme Frau zur Tür zu geleiten, statt vor Schreck überwältigt starr sitzen zu bleiben.

Draußen auf einer Bank des Kirchplatzes in der hellen Frühlingssonne erholt sich die Frau schnell wieder und geht langsam auf ihren Mann gestützt nach Hause.

Aber wenn wir gemeint haben, der Schmerz um den verlorenen und zur unpassenden Situation wieder aufgetauchten Sohn ließe die beiden in stummer Verbitterung vereint, so haben wir uns in dem Temperament der beiden Alten völlig geirrt.

Sie streiten miteinander, daß die Fetzen fliegen, beschuldigen sich gegenseitig falscher Erziehung des ungeratenen Sohnes, verteidigen sich wiederum hartnäckig, bleiben mit roten Köpfen stehen und schauen sich verstohlen um, ob auch keiner der Nachbarn ihren Krach hört, fahren im nächsten Augenblick wieder aufeinander los, sprechen in Schimpfworten von ihrem eigenen Sohn, beklagen das verdorbene Goldene Hochzeitsfest, zanken darum, den anderen in der Anklage der Schuld über den ungeratenen Sohn noch zu übertreffen.

Wie die Frau den Pastor ins Gespräch bringt, fährt der Mann sie gereizt an, das von Petrus und Jesus hätte überhaupt nichts damit zu tun. Aber die Frau widerspricht, er sei genauso feige wie Petrus, der nur darauf hört, was die Leute sagen, anstatt sich zu seinem Herrn zu bekennen.

10

Der Mann entgegnet, es hätte sie ja keiner nach dem Langhaarigen gefragt. Wenn man gefragt würde, müsse man die Wahrheit sagen, das sei klar, sonst lüge man ja, aber es sei doch ein gewaltiger Unterschied, ob man lüge oder einfach etwas nicht sage, was man weiß. Für die Frau aber ist das überhaupt kein Unterschied. »Du hast Angst vor Klatsch und Tratsch, bist vor allen Leute zu feige«, endet sie. Darauf sagt er nichts als »du auch«, und in der Übereinstimmung dieses gegenseitigen Vorwurfs kehren die beiden verbittert und stumm ins Haus zurück.

Wir sollten – wie es in diesem norddeutschen Städtchen viele tun – auf einen Frühschoppen in den ›Goldenen Hirsch‹ gehen, dort können wir tatsächlich den langhaarigen Sohn wieder sehen, er singt nicht, aber er hat schon wieder das große Wort. Da wir ihn nicht weiter kennen, erzählen wir dem Wirt, wie die alte Mutter im Gottesdienst ohnmächtig geworden ist. Der Wirt reagiert erschrocken, legt seinen Zeigefinger auf die Lippen und blickt verstohlen zu dem Prahlenden. Er hat Verständnis für die alten Leute und kennt das Gerede in der Kleinstadt.

Nach dem sonntäglichen Mittagessen sollten wir – ebenfalls dem kleinstädtischen Brauch folgend – einen Spaziergang in der warmen Frühlingssonne unternehmen und wie zufällig den Weg an dem bescheidenen Einfamilienhaus der beiden Alten vorbei wählen. Vielleicht haben wir das Glück, gerade in diesem Augenblick von einem jungen, aber nicht zu jungen Mann mit einem Moped überholt zu werden, der vor dem Einfamilienhaus hält, in dem es totenstill ist. Der junge Mann trägt Schlips und Kragen, einen geliehenen hellgrauen Anzug, die Haare sind frisch gewaschen, geschnitten, gekämmt, ein Blumenstrauß unterstreicht seine bürgerlichen Anpassungsbemühungen. Wir trauen unseren Augen kaum, aber als er an der Haustür klingelt und sich nach uns umdreht, erkennen wir deutlich an Mund und Augen die Ähnlichkeit mit der alten Frau.

11

Die Tür wird geöffnet, und mit einem leisen Schrei kippt die alte Frau zum zweitenmal an diesem Tag um. Diesmal aber fällt sie ihrem Sohn einfach um den Hals, und ihre Tränen sind Ausdruck einer unendlichen Erlösung und Befreiung, und am meisten freut sie sich nicht etwa über den Schlips, die Frisur und die Blumen, sondern daß er von sich aus zu ihnen gekommen ist, wo sie ihn doch verleugnet hatten, daß der Verleugnete selbst den Verleugnern ihr Versagen, ihre Schuld abnimmt, daß ihr Sohn, der tot war, wieder lebendig geworden ist.»Klaus ist wieder da, Klaus ist wieder da«, ruft sie ungeniert und ungehörig laut, so daß es nicht nur der Alte und die Familie hören, sondern alle Nachbarn mitbekommen.

Wenn wir am späten Nachmittag von unserem Spaziergang zurückkehrend nochmals an dem Einfamilienhaus vorbeikommen, können wir vielleicht durch die geöffneten Fenster hören, wie die ganze große Familie lauthals exotische Lieder zur Gitarre singt. Und wir können nun entweder mit gewissem eigenen Stolz sagen, die kleinstädtische Leitung über den Wirt habe geklappt, oder wir können bescheidener glauben, da sei ein Wunder geschehen. Das bleibt uns überlassen.

12

Seligpreisung für einen Stehplatz

Berthold G., 42, Industriekaufmann, Vater von drei Kindern, geschmackvoll gekleidet, Kirchenvorsteher, engagiert für seine Gemeinde im Vorort von Hamburg, Lektor im sonntäglichen Gottesdienst, muß nach einer Ausschußsitzung über die Verteilung von Kirchensteuermitteln mit der Straßenbahn nach Hause fahren, weil sein Auto gerade repariert wird. Er steigt zu später Stunde, etwa gegen 23 Uhr, an der Haltestelle Alsterdorfer Straße in die 9 ein.

Die Straßenbahn ist genauso, wie sie um 23 Uhr immer ist: ungemütliche Leere, kalte Helligkeit, abgestandener Mief des langen Tages, die schnelle Fahrt macht die Bahn ungewöhnlich laut, die Fahrtunterbrechung bei den Haltestellen bringt kaum Fahrgäste ein.

Berthold läßt sich auf den ersten besten Platz fallen und erschrickt. Ihm gegenüber sitzt wer. Jüngerer Mann, übermüdet, erschöpft vom Rumrennen den ganzen Tag, einfach, unauffällig gekleidet, Aktentasche auf den Knien, da guckt eine billige Zeitung heraus: Der Wachtturm. Darum erschrickt Berthold.

Hinten in der Ecke ist noch ein Fahrgast. Er hat einen Stehplatz, lehnt sich an die Scheibe, nein er torkelt, wird von der schaukelnden Bahn hin und her geworfen: schwierige Fahrt für einen Halbbetrunkenen. Vorn sitzt der Fahrer, gähnt. Berthold bemerkt, wie der Fahrer einen prüfenden Blick in den Rückspiegel über seinem Sitz wirft.

Berthold erholt sich von seinem Schreck. Der Zeuge Jehovas sitzt da und döst, will nichts als seine Ruhe. Berthold fängt an, den nicht-aggressiven Zeugen ohne Gegen-Aggression anzuschauen. Sie sind eben auch nur Menschen, denkt er. Da rutscht seinem Gegenüber die

Tasche von den Knien. Berthold bückt sich schnell und reicht sie ihm zurück mitsamt dem Stapel Wachttürme. Der Zeuge Jehovas murmelt ein Dankeschön, legt Tasche und Zeitungsstapel auf den leeren Sitz neben sich und döst weiter.

Berthold liest interessiert die Schrift unter dem Bild auf der Titelseite: Selig sind die Sanftmütigen, denn sie werden das Erdreich besitzen, Matthäus 5,5. Was zur Erläuterung geschrieben steht, kann er nicht so genau erkennen, es ist zu kleingedruckt, und die Entfernung von Bertholds Augen bis zum schräg gegenüberliegenden Sitzplatz ist zu groß. »Nehmen Sie sich doch einen Wachtturm, wenn Sie lesen wollen!« sagt plötzlich der Gegenübersitzende. Berthold fühlt sich ertappt und weiß nicht, wie ihm geschieht, daß er auf einmal die Werbezeitung der Zeugen Jehovas in der Hand hält.

Der Halbbetrunkene in der Ecke rülpst laut. Er steht mit den Händen in den Hosentaschen, hat Mühe mit seinem Gleichgewicht, das Kinn rutscht ihm auf die Brust. Berthold dreht sich nach dem Fahrer um. Der fährt die leere Bahn schneidig durch die leere Allee. Er schaut schon wieder in den Rückspiegel, so daß er den ganzen Wagen beobachten kann. Es ist nur ein kurzer aufmerksamer Blick. Der Fahrer hat dafür zu sorgen, daß ... (Betriebsanweisung Hamburgischer Straßenbahnen, § 47, Buchstabe d–h)

»Gefällt Ihnen das Wort?« fragt der Zeuge Jehovas Berthold. »Es gefällt mir wohl, aber es stimmt nicht«, antwortet Berthold.

»Stimmt nicht?« – »Nein«, sagt Berthold, »ich kenne Hunderte solcher Sanftmütigen. Sie fahren in Straßenbahnen, haben zu Hause einen kleinen Mittelklassewagen, verheiratet, zwei Kinder, geschmackvoll gekleidet, unauffällig, anonym, Durchschnittsgesichter, Konsumenten, Mitläufer, schweigende Mehrheit. Das sind unsere

14

Sanftmütigen von heute. Zeitgenossen, mit denen Supermärkte, Fernsehen und Parteien leichtes Spiel haben. Sanftmütig und langweilig. Aber sie besitzen nicht das Erdreich. Das Erdreich besitzen nicht die Sanftmütigen, sondern Werbechefs und Politiker.«

»Haben Sie die Pastoren bewußt weggelassen?« fragt der Zeuge Jehovas. »Richtig, die Pastoren«, fällt Berthold wieder ein, »jedem Durchschnittschristen seine Sanftmutspredigt, damit er nicht aus seinem Schlaf erwacht.«

Der Zeuge Jehovas antwortet, aber seine Rede geht im Kreischen und Rauschen der Straßenbahn unter, die der Fahrer durch eine weite Kurve jagt.

»Wie bitte?« Berthold hält fragend eine Hand ans Ohr.

»Die Pastoren«, schreit der Zeuge Jehovas vorgebeugt, »erreichen den Durchschnittschristen ja überhaupt nicht!« Er winkt geringschätzig ab. »Aber wenn wir Zeugen Jehovas am Sonntagmorgen um halb 11 Uhr an der Wohnungstür klingeln, haben wir den Durchschnittschristen direkt vor uns. Dann kriegt er im Wachtturm den Spruch zu lesen.«

Die Bahn wird immer lauter, der Fahrer fährt jetzt wie der Teufel, die Haltebügel für die Stehplätze schwanken hin und her. Der Halbbetrunkene hält nur mühsam das Gleichgewicht.

Jetzt winkt Berthold ab, mit dem Argument kann ihm der Zeuge Jehovas nicht kommen. »Nützt ja nichts«, sagt er, »das Erdreich besitzen trotzdem ganz andere.« – »Ja, was denken Sie denn, was das für ein Spruch ist«, ereifert sich der Zeuge Jehovas, »das ist doch keine Statistik oder Umfrage eines Meinungsforschungsinstituts, das ist doch ein Versprechen, eine Verheißung. Keine Tatsache, eine herrliche Zukunftsvision der Bibel ist das, mein Herr!« Nun kommt der Zeuge Jehovas so richtig in Fahrt, die Augen beginnen verdächtig zu leuchten, die Stimme wird aufdringlich, die Hände heben sich beschwörend. Berthold

15

lehnt sich zurück, fängt bewußt an, innerlich abzuschalten, wie er es immer in so einer Situation macht, um seine Aggressionen zu bändigen.

»Haben Sie nicht ein falsches Bild von den Sanftmütigen, die in dem Spruch gemeint sind?«

Die Straßenbahn rauscht lauter, heult, kreischt, schwankt, teilt ruckartige Schläge aus, die den Stehenden noch mehr als die Sitzenden nach rechts und links werfen.

»Wissen Sie, daß Sanftmut mit Mut zu tun hat?« schreit der Zeuge Jehovas gegen die lärmende Bahn an, »sehen Sie, der Herr Jesus ...« – »Ich hätt' mich nicht darauf einlassen sollen, ich hätt' mich nicht darauf einlassen sollen«, denkt Berthold immerzu. »Der Herr Jesus ist an der Not der Menschen nicht vorbeigegangen«, predigt der Zeuge Jehovas.

Schwer schlägt der Halbbetrunkene mit der rechten Schulter an die Fensterscheibe.

»Welche Not hat der Herr Jesus wohl beheben wollen mit der Verheißung ›Selig sind die Sanftmütigen, denn sie werden das Erdreich besitzen?‹ – Welche Not? –« fragt der Zeuge Jehovas.

»Bei der nächsten Haltestelle steigen Sie gefälligst aus!« tönt es aus dem Lautsprecher. Der Zeuge Jehovas schreckt hoch und erblickt im Rückspiegel das amtlich finstere Gesicht des Fahrers. Er dreht sich um und sieht den Halbbetrunkenen unter der uniformierten Stimme aus dem Lautsprecher zusammenzucken. Die Bahn wirft den Stehenden hin und her, schüttelt ihn, mal muß er sich mit ausgestrecktem Arm halten, mal prallt er gegen das Fenster. Der Fahrer bremst ab, sie nähern sich schon der Haltestelle. Alle fliegen nach vorn in Fahrtrichtung. Da springt der Zeuge Jehovas auf, faßt die silberne Stange neben dem Fahrerplatz, schwingt sich halb um die Stange herum, beugt sich zu dem Fahrer.

»Wenn Sie den Mann da rausschmeißen«, sagt er in

16

drohendem Ton und funkelt den Fahrer scharf an, »dann –
dann steige ich auch aus!«

Der Fahrer schaut verblüfft auf. Was ist das für ein Ulti-
matum? Er dreht die Motoren wieder an, deren Drehzahl
sich aufs neue kreischend erhöht, die leere Haltestelle
saust vorbei. Der Halbbetrunkene guckt mit großen Augen, kann's gar nicht fassen, hält sich krampfhaft mit beiden Händen fest. Der Zeuge Jehovas kehrt zum Sitz zurück, hintergründig lächelnd mit der natürlichen Bescheidenheit des Siegers, blinzelt Berthold zu, stilles Einver-
nehmen andeutend, setzt sich, lehnt sich beruhigt zurück
und schließt die Augen.

Berthold G., 42, Industriekaufmann, Kirchenvorstand,
kein Durchschnittschrist, bleibt vor Staunen der Mund of-
fenstehen.

Deutsch-deutsche Erinnerungen an die Konfirmation

Der Beamte forderte den Fahrer auf, den Kofferraum zu öffnen. Ihm fiel sofort der große gelbe Kürbis auf, und das war auch so gemeint. Das Gesicht verzog sich kaum, aber die Augenbrauen wurden halb menschlich, halb amtlich nach oben gezogen. Untersuchungshalber versuchte er, den Kürbis zu drehen, aber die Riesenfrucht gehorchte keinem zaghaften Griff. Lesen Sie mal vor, was darauf geschrieben steht, forderte der Beamte Heiner auf. Heiner und einer seiner Freunde sprangen eilfertig hinzu, genauso war es taktisch überlegt worden, drehten die schwere Kugel um ihre eigene Achse, bis die eingeritzte Inschrift zu lesen war: Jesus Christus – gestern und heute – und derselbe auch in Ewigkeit. – Hebräer 13. Die Mundwinkel des Beamten gingen herunter, sein Blick senkte sich. Keiner sah, was in ihm vorging. Na, und –? Glauben Sie das auch? fragte er Heiner halb spöttisch, halb polizeilich. Heiner lief rot an. Mit der Frage hatte er nicht gerechnet. Die Strategie der Grenzkontrolle brach in sich zusammen. Nur die Flucht nach vorn konnte noch helfen: Natürlich, Wort für Wort. – Der Beamte lachte schamlos auf: Sie sind wohl Pastor? Die Freunde grinsten schadenfroh. Heiner schüttelte den Kopf, zeigte auf Dieter, den Ältesten der Gruppe. Unser Pastor ist der da – ich – bin nur konfirmiert! Die Spannung entlud sich im allgemeinen Gelächter. Dann seht man zu, daß ihr auch in den Himmel kommt, sagte der Volkspolizist und winkte zum Weiterfahren.

Fünfundzwanzig Minuten mußten Heiner, Klaus, Birgit und Anette warten, bevor sie in die Disco eingelassen wurden. Es wurde ihnen ein Tisch in der Nähe der Band zugewiesen, mehr zum Gedröhn in die Ohren als zur Verständigung zwischen Kassel und Karl-Marx-Stadt. Ich arbeite auf dem Bau, aber eigentlich wollte ich Architekt werden, schrie Klaus. Heiner beneidete ihn, daß er überhaupt einen Arbeitsplatz hatte. Und warum bist du nicht Architekt geworden? fragte Heiner. – Klaus wartete bis zu einer »Luftblase« im Brei des Disco-Sound: Ich bin ja konfirmiert. Birgit faßte Heiner an den Arm, aber es war schon zu spät, die Rückfrage aus dem Westen war schon unterwegs. Und darum bist du nicht Architekt geworden? Klaus wartete wieder, diesmal auf die Tarnung durch eine längere Reihe zäher, harter Schlagzeugschläge, beugte sich vor, sah mißtrauisch nach rechts und links und flüsterte kaum hörbar Heiner dicht ins Ohr: Wer konfirmiert ist, den lassen sie hier nicht studieren. Und dann weiter: Und du – bist du auch konfirmiert? Heiner war es, als wenn er taumelte. Ja – natürlich. Aber es kam noch schlimmer: Und was hast du für einen Spruch? Das unerträglich laut dröhnende Schlagzeug erlöste Heiner aus der Verlegenheit einer Antwort. Er wußte weder, warum er einmal konfirmiert worden war, noch welcher Spruch ihm verpaßt worden war.

Die Freunde gingen unter Glockengeläut über den Friedhof. Der Küster öffnete ihnen eifrig die Tür. Er sah ja, wie schwer sie schleppten. Die wenigen Leute in den Bänken drehten die Köpfe, als die Gruppe in die Kirche trat. Das Vertrauen in die gewohnte Sorglosigkeit war dahin, das Lächeln gefror den Freunden im Mundwinkel, weil die Stille trotz der Glocken muffig, gedrückt, kleinkariert war. Sie gingen mit gesenkten Blicken durch den Mittelgang. Wie beim Staatsbegräbnis, dachte Heiner. Nein, wie bei der Kranzniederlegung am Grabmal des unbekannten Soldaten. Unter den halb versteckten, halb neugierigen Blicken schritten sie zum Altar und legten den schweren Kürbis auf die Stufen. Um noch etwas zu tun, drehten sie

19

die Schrift nach vorne. Die Gemeinde reckte die Hälse. Die Freunde drehten sich um und quetschten sich linkisch auf eine enge Bank. Das Glockengeläut erlosch. Der sächsische Pastor kam und lächelte aufmunternd, als er die Freunde noch so finster dasitzen sah. Wir haben Besuch unserer Partnergemeinde aus dem Westen, sagte er laut, der uns ein einmaliges Geschenk mitgebracht hat. Den einzigen Kürbis der Welt, der eine Grenzkontrolle über sich ergehen lassen mußte, und den einzigen Kürbis der Welt, in den ein Spruch aus dem Hebräerbrief eingeritzt ist. Auch der Predigttext des heutigen Erntedankfestes ist aus dem Hebräerbrief, Kapitel 10: Werft euer Vertrauen nicht weg, denn es findet reichlich Lohn. Heiner lehnte sich entspannt zurück und konnte auf einmal aufmerksam dem Hebräerbrief zuhören. Das offene Lächeln des Pastors wirkte irgendwie ansteckend ...

Noch zehn Kilometer bis zur Grenze, meinte Dieter, als er das Fenster öffnete, um den Qualm mal aus dem Auto zu lassen. Drückt die Daumen und haltet die Luft an, daß wir wieder so reibungslos ... Heiner fiel ihm unvermittelt ins Wort. Verdammt, ich habe meinen Konfirmationsspruch vergessen. Die anderen schauten Heiner ohne Verständnis, aber mit dem Interesse an exotischen Neuigkeiten an. Dieter stellte keine Rückfrage, was Heiner erleichterte. Aber ich weiß deinen Spruch noch, sagte er weise und drehte den Kopf etwas, ohne die Autobahn aus den Augen zu lassen. Der Glaube ist eine feste Zuversicht auf das, was man hofft, und ein Nichtzweifeln an dem, was man nicht sieht. – Hebräer 11. Heiner hörte den Spruch wie zum ersten Mal, obwohl eine flüchtige Erinnerung in ihm hochkam. Pah, wiederholte er verächtlich, der Glaube ist eine feste Zuversicht auf das, was man hofft ... Für einen Arbeitslosen ist das doch nur leeres Stroh! Dieter hatte auf einmal viel zu tun, er mußte das Fenster schließen, in den

20

Rückspiegel schauen, auf den Lastwagen achten, ein Verkehrsschild lesen. Was sollen Pastoren auch auf die bitteren Lebenserfahrungen arbeitsloser Jugendlicher antworten?

In der Küche roch es wie immer heimatlich nach Bratkartoffeln. Heiner ließ die üblichen Fragen an DDR-Rückkehrer über sich ergehen. Dann schlug er heimlich die Bibel auf. War es das erste Mal in seinem Leben? Er suchte den Hebräerbrief, weil er seinen Spruch schon wieder vergessen hatte. Er las: Ohne Glauben ist's unmöglich, Gott zu gefallen. Denn wer zu Gott kommen will, der muß glauben, daß es Gott gibt und daß er denen, die ihn suchen, ihren Lohn gibt. Es war nicht sein Spruch, aber Heiner bemerkte zu seinem eigenen Erstaunen, daß er verstand, was er las. Es klingelte. Der Briefträger brachte die Post. Das Arbeitsamt teilte Heiner mit, in Hamburg suche eine Firma mehrere Arbeiter seiner Fachrichtung, er solle das Angebot prüfen und ihnen innerhalb kurzer Frist mitteilen ... verpflichtet ... Arbeitsbeschaffung ... namhafte Firma ... Aufstiegschancen ... Rücksprache gerne bereit ... Heiner stürmte zur Haustür, rannte auf die Straße. Dort lief er dem Pastor fast direkt in die Arme. Dieter, schrie er keuchend, wie heißt noch mein Spruch, ich habe ein Angebot aus Hamburg, ich find' den nicht in der Bibel, soll ich annehmen oder ablehnen? – Der Pastor rief ihm nach: Der Glaube ist eine feste Zuversicht auf das, was man hofft ... Hebräer 11 ... War das nicht noch vor einigen Stunden leeres Stroh gewesen?

Lieber Klaus, las die Beamtin, ich muß immer noch an unser Gespräch in der Disco in Karl-Marx-Stadt denken. Man hörte in dem öden Büroraum nur das langweilige Tikken der amtlichen Uhren und ab und zu das schicksalhafte Rascheln, wenn ein Brief aufgeschnitten, geöffnet und

21

aufgefaltet wurde. Du hast mich gefragt, was ich vom christlichen Glauben halte. Ist wohl so ein ganz Frommer, dachte die Beamtin, aber die sind fast immer harmlos. Sie wollte schon beinahe aufhören zu lesen. Damit hast du mich ganz schön in Verlegenheit gebracht. Ich habe Dieter – du kennst ja unseren Pastor – gefragt und in der Bibel nachgeschlagen, um meinen Konfirmationsspruch zu erfahren. Konfirmation ließ die Beamtin aufhorchen. Ich finde meinen Spruch ganz toll. Übrigens gehe ich nach Hamburg. Ich bin da sehr zuversichtlich und hoffe ... und weiter unten: ... wenn nicht irgend so ein blöder Volkspolizist diesen Brief liest ... Das ging dann doch zu weit. Entsprechend den Dienstvorschriften für Stichproben verschwand der Brief in dem Stapel der »unbekannt verschwundenen Post«, und Klaus hätte nie erfahren, wie Heiner durch den Hebräerbrief die Zuversicht gewonnen hatte zum Wagnis eines neuen Anfangs in einer fernen Stadt, wenn die Volkspolizistin den Brief nicht doch wieder ans Tageslicht gefischt, ordnungsgemäß zugeklebt, gestempelt und auf den anderen Stapel zur Weiterbeförderung gelegt und dazu völlig geräuschlos zu sich selber gesagt hätte: Der Glaube ist eine feste Zuversicht auf das, was man hofft – war das nicht auch mein Spruch zur Konfirmation?

22

Wunderlicher Betriebsausflug

... so wunderschön wie heute! Ach, du bist aufgewacht, Schmidtchen? Stell dir vor, Schmidtchen, der Hanke hat mir ... ausgerechnet der Hanke!

Ich wollt's erst gar nicht glauben, auf einmal steht der auf, ganz hinten in der anderen Ecke. Steht auf, und ich seh' seine Augen ganz groß auf mich gerichtet, durch den Dunst von Tabak und Schlagermusik, von geröteten Gesichtern und Schweiß und von diesem Gesöff ... dies Gesöff: Hanke kommt mitten durch den Dunst auf mich zu ...

Dabei habe ich mich erst in der großen Pause noch so mit ihm angelegt. Sitzt hinter seinem großen Schreibtisch, leicht zurückgelehnt, lässig, wippt so mit den Fußspitzen, du weißt ja, wie er ist. Weshalb ich mich gräme, fragt er, den Mund so spöttisch. Er wollte mich natürlich bloß wieder reinlegen. Ich hab' es gleich gemerkt. Ich wollte mich mit irgendeiner Ausrede an ihm vorbei ins Lehrerzimmer drücken, das mach' ich alte Frau sonst immer, das ist die beste Möglichkeit, gar nicht darauf eingehen, ich such' mir meinen Weg selber. Da sehe ich einen aus der 9a, so 'n schlaksigen, der wollte wohl was von Hanke und beobachtet nun, wie ich reagiere. Du, Schmidtchen, der guckte genauso spöttisch!

Wie ein Mensch so verschiedene Gesichter haben kann. Abends, wie er durch Qualm und Krach auf mich zukommt, lacht der Hanke, ist offen, fröhlich, weißt du, wie ein großer Junge, so richtig zum ... er ist so richtig begeistert und drängt sich da durch und guckt mich immer mit leuchtenden Augen an. Hat ein Glas in der Hand mit diesem Gesöff und kommt immer näher ...

Vielleicht, weil ich ihm morgens mal meine Meinung ordentlich gesagt habe. Ja, vielleicht deshalb. Weshalb ich mich so gräme! Wie ich den aus der 9a sah, der so spöttisch auf meine Reaktion wartet, denke ich: So, jetzt drückst du dich nicht an ihm vorbei. »Ich gräme mich nicht, sondern bereite mich auf den Unterricht für morgen vor!«

»Oh«, sagt der Hanke aufhorchend, »und was nehmen Sie durch?« Da hat er schon wieder diesen Zug um den Mund, du weißt schon, Schmidtchen. Jetzt denke ich, du gibst ihm nicht nach und sagst ihm die Wahrheit, auch wenn's ihn ärgert. »Die Hochzeit von Kana«, sage ich und nehme mir vor, mir nichts bieten zu lassen, wo dieser Schlaks aus der 9a dabeisteht. Da hat der Hanke aber doch gestutzt, so verwundert war er, daß ich seine Frage ernst nahm.

Aber abends, da hat der geredet, war munter, gar nicht zu halten, gesungen hat er: So ein Gesöff, so wunderschön wie heute. Er mit seiner etwas krächzenden Stimme, leicht verschwitzt, mit großen Augen. Du, er hat eigentlich schöne Augen, steht er da vor mir, hat sein Glas so hoch gehoben, bis über den Kopf, steht da und ist gar nicht zu bremsen, so verschieden kann der Hanke sein.

Du kennst ihn ja auch, wenigstens vom Ansehen, Schmidtchen. Auf einmal fängt er wieder an zu wippen hinter seinem Schreibtisch und gewinnt seine Fassung und Lässigkeit und seinen Spott zurück und meint: »Wer's glaubt!« Weißt du, Schmidtchen, so hingeworfen »wer's glaubt!« Ich hätte ihm ins Gesicht springen können. Ist doch wahr. Man sitzt da sowieso immer alleine mit »Mengenlehre« und »Verhältniswörtern im 3. Fall«, »Wie eine Schleuse funktioniert« und solchem Kram und soll dann noch Religion machen. »Die Hochzeit von Kana« steht auf dem Plan, und dann sagt so 'n Rektor, statt einem zu helfen, daß man nicht so allein dasitzt: »Wer's glaubt!«

Aber da in dem ganzen Trubel, Mensch, war der wie verwandelt. Der lacht mich an und legt mir auf einmal seine Hand so auf die Schulter, ich denke, ich guck' nicht

24

recht. Das hat der noch nie gemacht. Legt mir so einfach seine Hand auf die Schulter, hier, stell dich mal so vor mich hin, Schmidtchen, so die Hand auf die Schulter, – ne – hier weiter nach hinten!

Also, das hätte ich mir am Vormittag bestimmt nicht träumen lassen, daß er mir abends so vertraulich kommt, wo wir uns am Morgen so gegenübergestanden haben. »Wer's glaubt, kann jedenfalls froh sein«, sage ich ihm. »Warum?« fragt er zurück. »Weil der Wein des Glaubens immer noch besser ist als das Wasser der Geschmacklosigkeit«, erwidere ich so rasch wie seine Frage kam und wundere mich selber darüber, wie schlagfertig ich auf einmal sein kann.

Komisch, jetzt, wo ich es erzähle, kommt es mir überhaupt nicht geschmacklos vor, wie der Hanke da seinen Arm um mich legte. Ich hätte ihm doch ... aber er war so nett und ehrlich, daß ich richtig verblüfft war, überrumpelt. Daß er ausgerechnet zu mir kam mitten durch das Gedränge, wo doch die jungen Dinger da alle saßen und rauchten, tanzten und tranken. Immer bin ich im Kollegium so allein, und auf einmal kommt der Rektor persönlich auf mich zu, will mit mir anstoßen und sagt dazu ... weißt du, Schmidtchen, mit diesem Gesöff ...

Ha, nach meiner schnellen Antwort habe ich ihn zum ersten Mal wirklich verblüfft gesehen, sie hat ihm imponiert, Schmidtchen. »Ich würde es eher geschmacklos nennen, daß man so einen Zaubertrick als ›Wunder‹ bezeichnet und dann auch noch glauben soll«, sagt der Hanke hintergründig, »die Hochzeit von Kana ist für mich nicht nur geschmacklos, sondern auch belanglos!« Ich schieße zurück: »Die Bibel hält das Wunder aber für ziemlich wichtig!« Er: »Bestimmt?« Ich war vielleicht in Fahrt. Da kommt mir dieser Schlaks aus der 9a dazwischen und will nun unbedingt seinen blöden Antrag vom Rektor unterschrieben haben.

Ich rein ins Lehrerzimmer. Ich war so ärgerlich. Wieder hat der das letzte Wort behalten. Weißt du, Schmidtchen, über Wunder kann man ja streiten, aber »belanglos«? Ich schlage noch schnell vorm Klingeln die Bibel auf, einfach, weil ich nach einem Argument gegen die Belanglosigkeit suchte, ich war so aufgeregt und ärgerlich, daß ich zuerst immer bei Lukas suchte, bis mir einfiel, daß die Hochzeit von Kana ja eine typische Johannes-Geschichte ist.

Und was steht da? Ich hab's wörtlich behalten, wirklich, Schmidtchen, ob du's glaubst oder nicht:

Dies tat Jesus als Anfang der Zeichen zu Kana in Galiläa und offenbarte seine Herrlichkeit, und seine Jünger glaubten an ihn.

Siehst du, das hätte ich dem Hanke antworten sollen: Er offenbarte seine Herrlichkeit. Herrlichkeit ist genau das Gegenteil von Belanglosigkeit. Das hätte ich ihm sagen sollen. Und seine Jünger glaubten an ihn. Klar, Johannes war auch sein Jünger, er glaubt an ihn und seine Herrlichkeit und spricht vom Wunder und nicht von faulen Tricks. Und wie ich das lese, daß die Hochzeit von Kana eine Glaubensgeschichte ist, die auf den Jesus als Christus hinweist, fällt mir auf, daß Hanke selber damit angefangen hat, von Glauben zu reden.

Den ganzen Tag hab' ich den Hanke nicht mehr gesehen, erst abends beim gemütlichen Teil des Betriebsausfluges, wo es da dieses Gesöff gab, das die drei neuen jungen Dinger zusammengebraut hatten, mit so billigem Wein. Ein saures Gesöff, sage ich dir, aber eine tolle Stimmung. Da kommt der Hanke, legt so seine Hand um meine Taille ... ich bin bestimmt ganz rot geworden vor Verlegenheit, hat aber ja keiner drauf geachtet, die waren alle so lustig. Auf einmal sagt er zu mir – Mensch, Schmidtchen, ich kann es immer noch nicht recht glauben – sagt er zu mir: »Ist das nicht ein wunderschönes Gesöff, was?« Wunderschön nennt der das, dann lacht er und erklärt: »Ist alles

26

wundervoll heute abend, nicht?« Und dann: »Ich bewundere Sie! Wollen wir uns nicht ›du‹ sagen?« Und noch ehe ich antworten kann: »Prost auf dich und deine Wunder!« und küßt mich mitten auf den Mund. Sag selbst, Schmidtchen, gibt's noch Wunder?

Zum Frühstück ein Gleichnis und ein Bier

Als ich meine zweite Pfarrstelle antrat, war meine erste Aufgabe, den längst fälligen Umbau des Gemeindehauses vorzunehmen. Während einer Kirchenvorstandssitzung kam die Frage nach einer wirksamen, aber doch zugfreien Lüftung der Räume auf. Wir haben da einen Maurer im Kirchenvorstand, der versteht was davon. Der meinte, es gäbe so Spezialfenster mit einer Art Lüftungsleiste oben. Er sei zur Zeit auf einem Bau im Nachbarort, und Montagnachmittag würden da diese Spezialfenster angeliefert, und ein fachkundiger Vertreter wäre dann auch da. Ich sagte zu, mir die Fenster an Ort und Stelle anzusehen.

Am Montag wurde ich gegen neun Uhr von einer Baufirma angerufen. Ihr Polier hätte berichtet, daß ich mir Fenster ansehen wolle. Die kämen nicht erst heute nachmittag, sondern seien bereits unterwegs. Das wollten sie mir nur sagen. Ich solle man gleich hinfahren. Die Baustelle wäre da und da.

Also setze ich mich gleich ins Auto und fahre in den Nachbarort zu der Baustelle. Von einem Lastwagen mit Fenstern und einem Vertreter keine Spur. Die Baustelle ist leer. Doch da sehe ich ein Gesicht hinter der Fensterscheibe der Baubude. Ich stolpere über Steine und Bretter dahin.

Mit Mühe öffne ich die knarrende Brettertür. Da sitzen so fünf bis sechs Maurer beim Frühstück. »Morgen«, sage ich, »guten Appetit.« – »Morgen«, brummen die Maurer. Ich schließe die Tür wieder, aber erst ging sie nicht auf, jetzt geht sie nicht wieder zu. Immer wieder springt das

28

Schloß auf, und der kalte Luftstrom kommt herein. Ein Maurer mit der Mütze auf dem Kopf guckt von seiner Bildzeitung hoch, legt sie auf die Erde, steht auf, schiebt mich zur Seite, faßt mit fester Hand den Türgriff, hebt einen mörtelbeschmierten Stiefel halbhoch und knallt mit Kraft und Schwung die Tür zu, daß die Bude wackelt. Die Tür ist zu. Der Maurer mit der Mütze setzt sich, nimmt die Bildzeitung wieder zur Hand und sagt wie entschuldigend und sanft zu mir: »Sie klemmt ein bißchen!«

»Ist Herr Vogelsang denn gar nicht hier?« frage ich in die Runde. »Der kommt gleich wieder«, antwortet der mit der Glatze, dessen Maurermütze einen roten Strich rings um den Kopf hinterlassen hat. »Setzen Sie sich doch.« Ich mag die Einladung nicht abschlagen, obwohl ich mir mit Schlips und Kragen unstandesgemäß gekleidet vorkomme. Der mit der Mütze rutscht fünf Zentimeter nach rechts. Ich klemme mich auf das Ende der wackligen Bank.

Der Lehrling hat den Kopf in die Hände gestützt und döst vor sich hin. »Na, Grünschnabel, haste gestern wieder den ganzen Tag bei deiner Freundin im Bett zugebracht?« fragt ihn sein Nachbar, der mit der Glatze. Der Lehrling schreckt hoch und wird rot. »Oder warst du etwa am Sonntag in der Kirche?« Der Lehrling ist gewohnt, in dem Stil angeredet zu werden. »Ja«, sagt er unbefangen, »wir haben gestern mit der Gruppe unser Spiel in der Kirche aufgeführt.« – Der Bursche hat Mut, denke ich. »Jetzt machen se in der Kirche schon Theater, damit überhaupt noch einer kommt«, sagt abfällig und provozierend der mit der Glatze. »Theater«, erwidert der Lehrling, »ist doch kein Theater, wenn wir die Arbeiter im Weinberg spielen.« – »Haste denn wenigstens die schöne Prinzessin zum Happy-End geküßt?« – »Hättest ja kommen können«, sagt der Lehrling kühl, »dann hätteste es ja gesehen.«

Jetzt schaltet sich der mit der Mütze ein. »Arbeiter im

29

Weinberg? Sag bloß, ihr habt da richtige Arbeiter gespielt. Das wäre ja das erste Mal, daß in der Kirche von Arbeitern geredet wird!« Da fängt der Lehrling tatsächlich an, die Geschichte von den Arbeitern im Weinberg aus Matthäus 20 zu erzählen.

»Wir haben gespielt, daß es im Himmelreich zugeht, wie wenn ein Weingärtner morgens früh auf den Markt geht, um Arbeiter anzuheuern. Er vereinbart mit ihnen ein Silberstück Tagelohn. Mittags und nachmittags heuert der Weingärtner wieder welche an. Abends zahlt er dann den Lohn aus, und jeder kriegt sein Silberstück. Da protestieren die, die zuerst am Morgen angefangen haben, sie müßten mehr als die anderen kriegen, weil sie mehr Arbeit geleistet hätten. Aber der Weingärtner sagt, er bliebe bei der Abmachung: ein Silberstück. Die Protestierer wären nur neidisch, weil der Weingärtner so gütig ist. Die Geschichte haben wir gespielt.«

»Ein Silberstück«, sagt ein Maurer mit der Pfeife im Mund, »ein Silberstück für jeden. Wer den ganzen Tag gearbeitet hat, kriegt ein Silberstück, und wer nur 'ne Stunde gearbeitet hat, kriegt auch ein Silberstück? Hätt' ich auch protestiert. Schönes Himmelreich habt ihr da gespielt!« Er zieht an seiner Pfeife.

Mich belustigt das. Da diskutieren die Maurer in der Frühstückspause über die Interpretation des Gleichnisses von den Arbeitern im Weinberg, und ich sitze unerkannt dabei und kann mir alles anhören. Da keiner mehr was sagt und der mit der Mütze schon wieder nach der Bildzeitung greift, wage ich mich zu äußern. »Naja«, sage ich, »ganz gerecht mag der Weingärtner ja nicht gehandelt haben, aber unrecht war es doch eigentlich auch nicht.«

Alle Maurer blicken auf und schauen mich an, aber keiner antwortet. »Mal sehen«, schlägt plötzlich der mit der Pfeife vor, »ob uns der Pastor das erklären kann.« Schweigen. Ich verstehe nicht, wie das gemeint ist.

30

»Wann kommt denn nun endlich Herr Vogelsang?« frage ich ihn. »Der kommt gleich wieder!« – »Wo ist er denn?« – »Der ist eben in den Nachbarort gefahren!« – Ich lasse nun nicht mehr locker. »Was will er denn da?« – »Er holt den neuen Pastor, der will sich hier Fenster ansehen!« erwidert gleichgültig der mit der Mütze und betrachtet intensiv entweder ein völlig zertrümmertes Auto oder eine halbnackte Blondine auf der Titelseite der Bildzeitung. Nun bleibt mir wohl nichts übrig, als mich zu erkennen geben. »Und wenn ich nun der Pastor bin?« frage ich. Der mit der Mütze lacht mir mitten ins Gesicht: »Sie? – Sie sehen auch nich' so aus, als ob Sie jeden Sonntag in die Kirche laufen!«

Das Kompliment verschlägt mir die Sprache. In dem Augenblick wird mit Krach die Brettertür aufgestoßen. Eine Kiste Bier wird hereingereicht. »Kleine Spende vom Bauherrn!« Der Bauherr drückt jedem eine Flasche in die Hand. »Wo Sie doch schon seit 14 Tagen hier mauern«, erwähnt er. »Mensch, Pauly, da biste ja heute früh mal wieder im richtigen Moment zu uns gestoßen!« – »Macht nichts«, sagt der Bauherr, Flaschen verteilend, »hier, der Besuch kriegt auch eine!« Der Bauherr verschwindet, die Kronenkorken knirschen, das Bier gluckert.

Ich sitze wie auf Kohlen. Wenn der Vogelsang jetzt käme! Er ist der einzige, der mich kennt. Ich hätte mich viel sicherer gefühlt, wenn der die ganze Zeit dabei gewesen wäre. Der kennt sich unter Maurern aus und ist doch im Kirchenvorstand. Wie kriegt der Mann das zusammen? Was wird er sagen, wenn er gleich kommt und mich hier sieht?

Der mit der Glatze setzt die Flasche ab. »Das sieht dir ähnlich, Pauly, daß du protestieren willst«, sagt er zu dem mit der Pfeife. »Du meckerst immer, wenn du deinen Lohnzettel kriegst. Dann sagst du, das stimmt nicht und das stimmt nicht. Du merkst überhaupt gar nicht, daß es

31

dann zu spät zum Protestieren ist. Das ist zu spät, Pauly! Wenn die Tarife abgeschlossen werden, mußt du aufpassen, weil sie dich da schon bescheißen. Aber du merkst ja alles zu spät. – Du bist ja auch nicht in der Gewerkschaft. – Wie war denn das bei dem Weingärtner?« wendet sich der Gewerkschaftler mit der Glatze jetzt an den Lehrling, »hat er mit jedem Arbeiter genau einen Tarif von einem Silberstück abgeschlossen oder hat er die letzten ohne Tarifvertrag eingestellt?«

Der Lehrling weiß es nicht. »Wissen Sie das?« fragt er plötzlich mich. Ich werde verlegen. Mensch, da hat man ein ganzes Seminar bei Ernst Fuchs in Marburg mitgemacht, mehrmals über den Text gepredigt, neulich erst die Stunde im Religionsunterricht, mir will nichts einfallen, alles ist so weit weg. Ernst Fuchs mußte nie so in einer Baubude Rede und Antwort stehen, der hat es leicht an der Uni, ich krieg' das nicht so schnell zusammen, ja, wenn ich jetzt an meinem Schreibtisch säße, rechts von mir das sichere Bücherbord mit Bibeln, Übersetzungen, Kommentaren, Jeremias' »Gleichnisse«, aber jetzt – ich weiß es auch nicht, ob der Weingärtner die letzten Arbeiter ausdrücklich unter Nennung des Tarifs von einem Silberstück eingestellt hat, und muß doch zugleich zugeben, daß die Frage nicht dumm ist, die Antwort nicht unerheblich wäre.

»Ne, woher soll ich das wissen?« stottere ich und mache einen auf lässig und rutsche mit dieser blöden Äußerung nur noch tiefer in die Grube, die ich mir hier in dieser Baubude beim Frühstück gegraben habe. Jetzt fehlt bloß noch, daß die Tür aufgeht und der Vogelsang kommt!

Auf einmal geht die Tür auf. Der Vogelsang kommt. Er sieht mich, gibt mir die Hand, lacht und sagt laut und deutlich: »Morgen, Herr Pastor! Sie sind ja schon da!« Die Erde tut sich nicht auf, um mich zu verschlucken. Zwar ist die Baubude aus wackligen Brettern gezimmert, aber für solch ein wunderbares Wunder in dieser Situation ist sie

32

wohl doch zu stabil. Die Erde tut sich nicht auf, um mich zu verschlucken.

Statt dessen platzt wieder der Bauherr dazwischen. »Ich habe mit dem Zimmermeister besprochen, daß am Freitag gerichtet wird. Ich lade Sie alle zusammen zum Richtfest ein, meine Herren!« – »Ja, vielen Dank, wir kommen«, sagt Polier Vogelsang für seine Maurerkolonne. »Denn stellen Sie man rechtzeitig einen kalt«, meint der Gewerkschaftler, »für den Polier Rum, für die Maurer Schnaps und für den Grünschnabel bißchen Apfelsaft!« Alle lachen. Der Bauherr wendet sich zum Gehen.

In das Lachen hinein sagt einer: »Mensch, der eine will protestieren, der andere redet von Tarifabschlüssen, aber der Bauherr scheißt auf eure Proteste und Tarifabschlüsse, der lädt euch einfach so alle zum Richtfest ein. Und dann schreit ihr alle hurra.« Ich drehe mich um, es ist der Lehrling, es ist wirklich der Lehrling, der so redet. »Halts Maul«, sagt Pauly, der die Pfeife ausgeklopft hat und der überhaupt nicht verstanden hat, was der Lehrling meint, »reich mir mal meine Wasserwaage rüber.«

Nun kommt gerade der Lastwagen mit den Fenstern. Ich will mich mit Vogelsang zusammen still verdrücken, da meint der mit der Mütze zu mir: »Also Sie sind der neue Pastor?« Er haut mir mit der zusammengefalteten Bildzeitung auf die Schulter. »Sie haben das mit dem Weingärtner auch nicht gewußt. Das macht Sie sympathisch. Vielleicht komme ich Weihnachten mal zu Ihnen in die Kirche!«

Jesaja und Timotheus im Fernsehen

Wir wollen uns den Auftrag vorstellen, zu Losung und Lehrtext eines bestimmten Tages, also zu einem alttestamentlichen und dazugehörigen neutestamentlichen Spruch, einen Film zu drehen. Eine absurde Idee natürlich, aber vielleicht bringt uns diese Idee auf Ideen? Denn die Losung und der Lehrtext lauten – nein, wir verraten sie nicht gleich am Anfang, sondern machen noch einen Gag daraus und bringen die beiden Sprüche erst ganz zum Schluß.

Das Schöne ist ja, als Filmemacher können wir die künstlerische Narrenfreiheit für uns in Anspruch nehmen. Diese mißbrauchen wir nicht im Sinne theologischer Schlampigkeit oder Willkür. Aber als Autoren eines Films sind wir frei, uns in strittigen Fragen der Bibelinterpretation für eine theologische Schulmeinung zu entscheiden und dieser im Film konkrete Gestalt zu geben. Wenn alles, was theologisch umstritten ist, auch in seiner Mehrdeutigkeit dargestellt werden sollte, könnten wir keinen Spielfilm drehen, sondern müßten eine Podiumsdiskussion von Professoren aufzeichnen.

Unser Film besteht aus drei kurzen Szenen.

Erste Szene:

Dunkle Wolken ziehen über den Nachthimmel. Baumkronen schwanken im Wind. Kein Orkan, mehr Unruhe im Wetter. Die Kamera gleitet an den Baumstämmen herab bis zum Feuer – halt, mir fällt ein, könnten an den Ästen der Bäume nicht vereinzelt alte Musikinstrumente hängen, Harfen, Leiern, Trommeln, die im Mondlicht schwanken? Das träfe genau die Stimmung der Männer um das Feuer herum: stumme Instrumente statt fröhlicher Klänge zu Tanz und Gesang. Außerdem helfen sie gleich die Wildwest-Assoziation zu vermeiden, keine Cowboys, sondern traurige Augen in bärtigen alten Gesichtern, gekrümmte Körper, verkrampfte Hände, bittere Mundwinkel. Fetzen eines Gespräches, teils in Verzweiflung, teils in Schmerz, Trauer, Sehnsucht. Plötzlich drehen sich die Köpfe: Ein junger Mann tritt in den Kreis der Greise, anders, besser gekleidet, frischer, mutiger, selbstbewußter. »Nehmt mich auf in euer Volk«, sagt er. Jedoch seine Bitte wird mit ablehnenden Gesten und Sätzen beantwortet. »Scher dich wieder nach Babylon, wohin du gehörst. Du bist für uns ein Fremder. Ihr Babylonier habt uns verschleppt, ihr unterdrückt uns. Bleib du bei deinem Gott.« So oder so ähnlich brummen die Alten, man kann sich die Szene sicher gut vorstellen. Na, dann stellt sich allmählich heraus, daß der junge Babylonier ein jüdisches Mädchen liebgewonnen hat, daß er das Mädchen heiraten will und daß er deshalb bereit ist, zum jüdischen Glauben überzutreten.

Früher oder später wird der Zuschauer merken, was der kundige Leser natürlich schon nach dem ersten Satz wußte, daß es sich um eine Szene aus der babylonischen Gefangenschaft des jüdischen Volkes im 6. Jahrhundert vor Christus handelt.

In der erregten Auseinandersetzung schält sich jedoch ein Jude als Fürsprecher des Fremden heraus. Nennen wir ihn Jesaja. Aha – werden Sie denken, und Sie haben recht mit Ihrer Vermutung. Während alle anderen Israeliten auf dem Gesetz beharren, Moses zitieren, daß kein Fremder Zugang zum jüdischen Volk finden sollte, und zugleich ihre Situation in der Gefangenschaft zähneknirschend beklagen, in der sie sich um so fester an die Bräuche und religiösen Formen ihres jüdischen Glaubens festklammern müssen, die sie von den verhaßten Babyloniern unterscheiden, spricht Jesaja bedächtiger, weiser, aber auch munterer. In seinem Gesicht leuchtet vor dem flakkernden Feuer die Vision einer herrlichen Zukunft auf, in der die Juden wieder in ihrem geliebten Jerusalem sind, zu ihrem geliebten Tempel hinaufziehen können, um ihrem geliebten und gefürchteten Gott das Opfer darzubringen. Jesaja beklagt nicht die Zeit, so wie sie ist, sondern er sprengt die Realität und erzählt mit Glut in den Augen von einer Freiheit und Weite, wie sie nur aus einer Verheißung des Herrn selber entspringen kann. »Gott spricht: die Fremden, die Babylonier und Aramäer und Philister und wie sie alle heißen«, verkündet Jesaja, »die sich zum Herrn getan haben, daß sie ihm dienen und seinen Namen lieben, auf daß sie seine Knechte seien«, und Jesaja blickt zu seinen jüdischen Glaubensgenossen hinüber, »ein jeglicher, der den Sabbat hält, daß er ihn nicht entweihe, und der den Bund mit Gott festhält«, – jetzt sieht er den jungen Babylonier fest an, und der hält den Blick des alten Jesaja aus – »die will ich zu meinem heiligen Berge bringen und will sie erfreuen in meinem Bethause, und ihre Opfer sollen mir angenehm sein auf meinem Altar, denn mein Haus wird heißen ein Bethaus allen Völkern!« Vielleicht gibt es nun noch eine leichte Geste des Verständnisses zwischen Jesaja und dem Babylonier, aber sehr dezent, keine plumpe Verbrüderung, dann kann sich die Kamera irgendwie langsam aus der ersten Szene herausschleichen.

Die zweite Szene:
Nur mit Mühe hält der stämmige, hemdsärmelige Mann den Ochsen am Strick. »Dauert das noch lange?« schreit er direkt in die Kamera, die langsam zurückgleitet und den Maler ins Bild bringt und seine riesengroße Staffelei, auf der der Schlachter und der Ochse bereits halbfertig zu se-

hen sind. »So ist es gut, bleib so stehen!« erwidert der Maler und streicht Pinselstriche über das zorngerötete Gesicht auf der Leinwand. Da tritt ein breitschultriger Dritter in schwarzer Kleidung und mit schwarzem Barett in den Raum mit den Bogenfenstern: »Oh, die Austreibung aus dem Tempel ist ja fast schon zu erkennen, Meister Gebhardt!« meint er leicht spöttisch. Der Maler zieht in der Mischung von künstlerischem Selbstbewußtsein und Ehrerbietung den Hut: »Guten Morgen, Hochwürden.« Na, ich kann's kurz machen, Sie können sich diese Szene im gewölbten Kreuzgang des Klosters Loccum aus dem Jahre 1887 wohl vorstellen: Der Maler heißt Gebhardt, der Abt Uhlhorn und der Schlachter Bultmann. Der Abt will selber mit auf das Bild, der Maler zögert, weiß nicht recht, wo er den geistlichen Herrn unterbringen soll, will ihn unter das Loccumer Volk der Händler und Wechsler mischen. Der Abt verzieht den Mund: »Unter das gewöhnliche Loccumer Kirchenvolk?« – »Hochwürden«, wirft Meister Gebhardt keck ein, »ist nicht die Gemeinde das Haus des lebendigen Gottes, ein Pfeiler und eine Grundfeste der Wahrheit?« Der Abt merkt gar nicht, daß das ein Zitat aus der Bibel war, die Meister Gebhardt wohl kennt. »Soll ich mich etwa direkt neben den Ochsen des Bultmann stellen?« höhnt der Abt – Bultmann ist mit seinem Ochsen längst nach Hause – »damit ich von dem Jesus, der zornig die Geißel schwingt, auch einen Schlag übergezogen bekomme?« Meister Gebhardt ahnt längst die delikate Verlegenheit des Kirchenmannes in bezug auf die Austreibung aus dem Tempel: »Ja, dann müssen Sie eben auf die andere Seite der Geschichte, Hochwürden. Der Abt hinter dem Herrn Jesus im Tor des Tempels, sozusagen in der Identifikation mit dem Herrn ...« – »Unmöglich!« stöhnt der Abt, »soll ich mich dem Vorwurf der Kirchenleitung aussetzen, ich sei ein Revolutionär?« – Na, der Disput kann noch eine kleine Weile so weitergehen, schließlich fängt die Kamera die Gestalt des peitschenschwingenden Jesus auf der Leinwand ein, den Meister Gebhardt aus Markus 11 zitiert:»Und er lehrte und sprach zu ihnen: Steht nicht geschrieben, mein Haus soll heißen ein Bethaus allen Völkern? Ihr aber habt eine Mördergrube daraus gemacht!« – Und dann kann man nach einer kleinen Unterbrechung sehen, wie der Herr Abt dem Meister Gebhardt doch Modell steht, und wo malt der Maler den Kirchenherrn hin? Ganz links hinten hinter eine der Säulen, von wo er den Tumult vor dem Tempel aus unbeteiligter Distanz beobachten kann, um erst später seine theologisch wohl fundierte und kirchenpolitisch ausgewogene Stellungnahme zu der Vertreibung aus dem Tempel in die sprachlich geschliffene Form einer Predigt zu gießen. Wer das Kloster Loccum kennt und die Bilder im Gebhardtsaal, kann diese Schilderung bestätigen.

Und nun die dritte Szene:

Vierzehnjährige Mädchen und Jungen von heute mit Jeans und Turnschuhen in eifriger Aktion, sie üben ein Spiel ein, malen mit dicken Pinseln ein riesiges Bild, kleben an einer Collage herum, üben mühsam ein Kirchentagslied ein, na, und so weiter, richtig eifrige Konfirmanden, bei denen es gezündet hat, die gibt's ja auch. Thema: Unsere Gemeinde, Haus des lebendigen Gottes. Die einzelnen Konfirmandenszenen werden nun auseinandergenommen, immer kommen Bilder von Gottesdiensten dazwischen in verschiedenen Kirchen, romanisch, Backsteingotik, kitschig, Turnhallenstil, überladenes Barock, und so weiter, aber eines haben alle Bilder gemeinsam: Es werden unverfälschte Gottesdienstausschnitte gezeigt mit so ein paar in der Kirche verteilt sitzenden Einzelchristen, wie unsere gewöhnlichen Gottesdienste so sind. Und nun geht das immer abwechselnd: Die Konfirmanden entwerfen ein Gebet – fast ganz leere romanische Kirche

38

– die Konfirmanden malen ein riesiges Transparent – fast ganz leere backsteingotische Kirche – die Konfirmanden spielen das Pfingstspiel – fast ganz leere ... ein eigenartiger Kontrast muß die Spannung schaffen und verstärken, der Eifer dieser jungen Menschen gegen die spärlichen Christen in den Bankreihen der großen Kirchen, frischen Gesang gegen gemurmelte Choralreste, leuchtende Augen gegen gesenkte Blicke, Fröhlichkeit gegen beklemmendes Schweigen.

Und dann das letzte Bild: Die Konfirmanden stürmen lampenfiebrig in ihre Kirche, erwartungsvoll durch die Sakristei in den Chorraum – und da verkrümeln sich sieben, acht, einzeln verteilte Menschen geduckt irgendwo hinten zwischen Bänken und Säulen. Die Tür öffnet sich noch einmal, die Augen der Konfirmanden möchten voll Hoffnung schimmern, da zwängt sich nur noch eine alte Frau mit Stock und Gesangbuch verspätet in die vorletzte Bank. Die Konfirmanden beginnen beklommen ihren Vorstellungsgottesdienst, den sie so eifrig vorbereitet haben, aber ihr selbstformuliertes Gebet bleibt ihnen fast in der Kehle stecken, die gähnende Leere treibt ihnen die Tränen in die Augen.

Ja, oder sollte das doch nicht das letzte Bild sein? Könnte nun der Film nicht mal zeigen, was er kann, indem auch er die Realitäten sprengt? Vielleicht lassen wir zum Schluß einfach den alten Jesaja in die Tür der Kirche kommen und hinter ihm einen von den Juden, dann noch einen, dann den jungen Babylonier, dann dessen junge jüdische Frau, dann einen Farbigen, dann einen mit Turban, dann die heißersehnten Eltern der Konfirmanden, dann Meister Gebhardt, Abt Uhlhorn, den Schlachter Bultmann, das Loccumer Kirchenvolk, dann ... und nachdem die völlig überfüllte Kirche Halleluja, Halleluja gesungen hat, wird es ganz still und immer andächtiger. Und schließlich sprechen die Konfirmanden im Chor erlöst und befreit das Vaterunser, und alle, alle beten mit. Hier bleibt das Bild stehen.

Ganz zum Schluß des Filmes erscheint das Schriftbild auf der betenden Gemeinde mit der alttestamentlichen Losung Jesaja 56, Vers 7: »Mein Haus wird ein Bethaus heißen für alle Völker.« Und dazu der Lehrtext aus dem 1. Timotheus-Brief: »Das Haus Gottes ist die Gemeinde des lebendigen Gottes, ein Pfeiler und eine Grundfeste der Wahrheit.«

Ein Überfall und der Nächste

Sie sind doch Herr Willi Müller, nicht wahr? Wie ist es zu dem Überfall gekommen?

Statt Willi Müller können Sie mich ruhig wie alle Müll-Willi nennen. Was macht man, wenn man erstens Langeweile, aber zweitens keinen Fernseher hat? Man liest. Dreimal dürfen Sie raten, was ich gelesen habe.

Weder die Bildzeitung, noch einen Groschenroman, noch die Bunte Illustrierte. Ich will Sie nicht zwanzigmal raten lassen. Es war die Bibel. Warum so ein überraschtes Gesicht? Als ich Motorengeräusch hörte, mußte ich mich leider aus dienstlichen Gründen von der Heiligen Schrift ab- und dem Müllplatz zuwenden. Wer ist der Nächste? dachte ich, öffnete die Tür der Bude und trat nach draußen. Bisher habe ich es nicht erfahren, wer der Nächste war. Denn statt freundlich guten Abend zu sagen, macht einer eine Taschenlampe an. An sich kann Licht nicht schaden, wenn's draußen dunkel ist, aber weshalb der mir wohl immer mitten ins Gesicht geleuchtet hat? Ob er da was gesucht hat? Ich weiß es nicht, jedenfalls konnte ich nichts sehen. Jetzt sage ich von mir aus freundlich »Guten Abend«, denken Sie, die antworten? Der eine sagt: »Los, schlag zu!« Ich habe gar nicht begriffen, was er meinte. Das heißt, als ich's begriffen hatte, war's schon zu spät. Da lag ich fast bewußtlos mit dem Kopf im Matsch und mit den Füßen auf einer alten Matratze, umgekehrt wär's mir lieber gewesen. Das war's, Herr Reporter.

Herr Müller, können Sie Tatbestände benennen, die zur Kenntlichmachung und Überführung der mutmaßlichen Täter dienlich sein könnten?

»Herr Kriminaler, nennen Sie mich ruhig wie alle Müll-Willi. Sie meinen wohl, ob ich die Räuber erkannt habe.

Wenn's am hellichten Tag gewesen wäre, wüßte ich mehr. Die Schufte haben sich natürlich nicht an die Dienstzeit gehalten. Der eine sagte: »Los, schlag zu!« Daraus schließe ich messerscharf, daß noch ein zweiter da war, denn zu mir hat er es nicht gesagt. Ich hätte gar nicht gewußt, warum ich wen womit wohin schlagen sollte. Junge Burschen, Herr Kommissar, die mir die magere Müllkasse klauen wollten. Bevor ich umkippte, habe ich nicht Sterne gesehen, wie es immer in Krimis steht, sondern Lederjakken, die sich im Taschenlampenlicht spiegelten. Wie ich da lag, war ich fast bewußtlos, Herr Kommissar, fast, nicht ganz. Das ist ein gewaltiger Unterschied. Denn erstens habe ich noch Motorgeräusche vom Wegfahren gehört, mindestens von zwei Motorrädern. Und zweitens war die Angst noch da. Die Angst, ich müßte da liegen bleiben, ohne mich rühren zu können. Die Angst, es käme keiner, der mich findet. Die Angst, ich könnte in der eiskalten Nacht da erfrieren.

Mein Bewußtsein war eingeschlafen, mein Unterbewußtsein war vor Angst hellwach, können Sie sich den Zustand vorstellen, Herr Kriminaler? Ich habe immer gedacht: Wer ist der Nächste, wer ist der Nächste, ob der mir hilft? Und was soll ich Ihnen sagen – es kam tatsächlich einer nach einer Weile. Ich hörte das Tuckern des Motors, jetzt wurde er abgedreht. Schritte kommen, immer näher, immer näher, im Dunkeln stößt der an Kartons und verrostete Kinderwagengestelle, jetzt muß er direkt vor mir stehen, meine Angst wendet sich in Hoffnung, da gehen die Schritte plötzlich wieder weg, er läuft, stolpert, läuft weiter, dreht den Anlasser und braust ab.

Ich konnte mich nicht rühren. Von da an hatte ich keine Angst, keine Hoffnung, keine Verzweiflung, überhaupt kein Gefühl mehr. Ich hab' nichts mehr gemerkt, ich war tot. Daß ich hier im Krankenhaus wieder aufgewacht bin, wollte ich erst nicht glauben, Herr Kriminaler. – Selbstverständlich können Sie jederzeit wiederkommen, Herr Kriminaler. Wiedersehen.«

»Mensch, Müll-Willi, wie schön, daß Sie noch am Leben sind!«

»Wieder, Schwester Gertrud, wieder! Das hätte ich nicht gedacht, als Sie am Vormittag mit Ihrem kleinen Renault auftauchten, um alte Möbel loszuwerden, daß wir uns hier im Krankenhaus wiedersehen würden. Wo Sie mir doch noch die Stelle in der Bibel gezeigt haben – die Bibel, Mensch, wo ist meine Bibel geblieben? Schauen Sie bitte mal in die alte Ledertasche da auf dem Stuhl – ist sie da? – Gut!

Vor langer Zeit habe ich in all dem Schutt mal etwas golden blitzen sehen, ich heb' ja sonst nichts auf von all dem Kram, aber die Bibel hat mich doch überrascht. Ich wollte gleich mal diese Geschichte vom Samariter lesen, die kenne ich. Aber ich hab' sie nicht gefunden, da steigt man ja auch nicht durch, so viele Seiten mit lauter Wörtern. Eine Weile hab' ich geblättert, dann habe ich es aufgegeben. Und die Bibel blieb wochenlang unbeachtet in meiner Bude liegen. Bis gestern, als Sie kamen. Als Sie wieder weg waren, fiel mir ein, ich könnte nun mal die Geschichte mit dem Samariter lesen. Aber eins habe ich nicht kapiert, Schwester Gertrud, das mit dem Nächsten. Wer ist denn nun der Nächste? Lesen Sie mir die Sache noch einmal vor?

Und siehe, da stand ein Schriftgelehrter auf, versuchte ihn und sprach: »Meister, was muß ich tun, daß ich das ewige Leben ererbe?« Er aber sprach zu ihm: »Wie steht im Gesetz geschrieben. Was liesest du?« Er antwortete und sprach: »Du sollst Gott deinen Herrn lieben von ganzen Herzen, von ganzer Seele, von allen Kräften und von ganzem Gemüte und deinen Nächsten wie dich

43

selbst.« Er aber sprach zu ihm: »Du hast recht geantwortet. Tue das, so wirst du leben.« Er aber wollte sich selbst rechtfertigen und sprach zu Jesus: »Wer ist denn mein Nächster?« Da antwortete Jesus und sprach: »Es war ein Mensch, der ging von Jerusalem hinab gen Jericho und fiel unter die Mörder. Die zogen ihn aus und schlugen ihn und gingen davon und ließen ihn halbtot liegen. Es begab sich aber ungefähr, daß ein Priester dieselbe Straße hinabzog, und da er ihn sah, ging er vorüber. Desgleichen auch ein Levit. Da er kam zu der Stätte und sah ihn, ging er vorüber.

Ein Samariter aber reiste und kam dahin. Und da er ihn sah, jammerte ihn sein, ging zu ihm, verband ihm seine Wunden und goß darein Öl und Wein und hob ihn auf sein Tier und führte ihn in die Herberge und pflegte sein. Des anderen Tages reiste er und zog heraus zwei Groschen und gab sie dem Wirte und sprach zu ihm: Pflege sein, und so du was mehr wirst dartun, will ich dir's bezahlen, wenn ich wiederkomme.

Welcher dünkt dich, der unter diesen dreien der Nächste sei gewesen dem, der unter die Mörder gefallen war? Er sprach: »Der die Barmherzigkeit an ihm tat.« Da sprach Jesus zu ihm: »So gehe hin und tue desgleichen!«

Schwester Gertrud, den einen Satz begreife ich nicht: Welcher dünkt dich, der unter diesen dreien der Nächste sei gewesen dem, der unter die Mörder gefallen war? Muß Gott immer so verschnörkelt zu den Menschen reden? Welcher dünkt dich – Das war doch am Anfang überhaupt nicht die Frage! Nun sagen Sie mir bloß, wer muß denn nach seinem Nächsten fragen, der Vorbeigehende oder der Überfallene? – Ausgerechnet jetzt müssen Sie gehen? Wo wollen Sie denn so schnell hin? Schönen Dank auch noch für die Blumen und –

44

Sieh einer an, Tag mein Junge, das ist ja unerwarteter Besuch. Mit dir hätte ich nicht gerechnet, setz dich doch. Wir haben uns lange nicht mehr gesehen, wo du doch am anderen Ende des Dorfes wohnst. – Was, auf der Müllkippe? Kann ich mich nicht dran erinnern, aber da kommen so viele, die Gesichter kann ich nicht alle – erst gestern? Gestern? Nicht daß ich wüßte. – Gegen Abend? – Muß wohl schon dunkel gewesen sein. – Etwa im Dunkeln? Im Dunkeln, sagst du? – Sag bloß, du, du ... Mensch, ja, jetzt merke ich erst, daß du eine Lederjacke anhast, dann warst du also dabei? – Was hast du denn? – Warum fängst du auf einmal an zu heulen? – Bleib doch hier! Ich –

Tag, Müll-Willi, da bin ich wieder. Jetzt habe ich es raus!
Ich auch, Schwester Gertrud, jedenfalls fast.
Ich meine das mit dem Nächsten.
Ja, das meine ich auch.
Also, der Pastor sagt, das ist zwar nicht ganz einfach, aber doch erklärlich. Die Frage »wer ist mein Nächster?« stellt nicht nur derjenige, der helfen will oder helfen soll, sondern auch der, der Hilfe braucht. »Du sollst deinen Nächsten lieben wie dich selbst« wird von Jesus nicht nur als Aufforderung erklärt, anderen Menschen Gutes zu tun, sondern auch als die Chance, von anderen Menschen Gutes zu empfangen. Der Satz ist nicht nur für den Samariter, sondern auch für den Überfallenen wichtig. Das meint die Geschichte, sagt der Pastor.
Nicht schlecht, Schwester Gertrud, das erklärt vieles. Sollte der Samariter selbst auch Hilfe nötig gehabt haben?
Samariter waren doch von den Juden mißachtet, verachtet, verstoßen, ausgestoßen. In Judäa mag den Samaritern oft zumute gewesen sein, als seien sie unter die Räuber geraten. So kann man sagen, der Samariter half nicht nur, er brauchte auch Hilfe.
Bestimmt! Sonst wäre ich garantiert nicht mehr am Leben.

Herr Kriminaler, wie weit sind Sie mit Ihren Ermittlungen? Sind Sie dem Schuft schon auf die Spur gekommen? – Noch nicht weiter? – Sicher, Fußspuren und Reifenspuren gibt's da 'ne Menge, da haben Sie es schwer. – Wer der nächste gewesen ist nach dem Überfall? – Ja, das ist tatsächlich die Frage. Aber einer muß doch zum nächsten Telefon gelaufen sein und Arzt und Krankenwagen verständigt haben mit genauer Ortsangabe! Der nächste – er war mein Lebensretter. Sonst hätte ich die Nacht da nicht überlebt. – Der ist für Sie nicht so wichtig, Sie suchen nur nach dem Räuber? – Aus meiner Sicht, Herr Kriminaler, sieht das anders aus.

Ja, hier ist Müll-Willi. Guten Abend, Schwester Gertrud, ich muß Sie mal durchs Telefon sprechen. Schwester Gertrud, Sie haben mich auf die Idee gebracht, das mit dem Nächsten könne man nicht so fein säuberlich auf Helfer und Hilfsbedürftige verteilen. Jetzt will ich Sie auf eine weitere Idee bringen: Es kommt vor, daß einer Räuber, Priester, Levit und Samariter in einer Person ist, das können Sie sich bestimmt nicht vorstellen. – Was, das ist nichts Neues für Sie? Er war derjenige, der noch mal umgedreht ...? – Sie haben ihn gleich an der Stimme erkannt? – Er hat erst bei Ihnen gestern abend angerufen, und Sie haben dann den Krankenwagen bestellt? – Und jetzt sitzt er seit einer Stunde bei Ihnen und erzählt Ihnen alles und heult? – So ein Junge! Sagen Sie ihm, er soll mal ans Telefon kommen –

Ich möchte meine Aussage von vorhin präzisieren, Herr Kriminaler. Was ich im Licht der Taschenlampe erkennen konnte, war ganz deutlich ein Regenmantel, so beige, jedenfalls hell. Den trug ein älterer Mann. Der fuhr einen Mercedes. Ich kenne doch einen Mercedes-Motor. Mercedes-Motoren kann ich genau von anderen unterscheiden

46

am Klang. Hoffentlich schnappen Sie bald zu, Herr Kriminaler. Ich geb' Ihnen mal einen Tip: Sie sollten bei Ihrer Fahndung öfter mal die Bibel einschalten!

Zappel ist tot

Ein durchdringender Pfiff zerreißt den trägen Abend. Im ersten Stock geht ein Fenster auf. »Was is?« – »Zappel ist tot!« – »Zappel? Hab' ich doch immer geahnt. Der kann doch seine olle Schrottmühle nich auf Schuß bringen. – Handbremse ging wohl nich, was? – War der viel zu doof, um –«

»Nee, war's nich!« – »Mensch, Mittelohrentzündung? Hat doch öfter was mit 'm Ohr gehabt. Ich meine wegen seiner blöden Kapuze auf dem Kopf!« – »Nee, auch nich!« – »Was hat er denn? Sag schon!« – »Erschossen.« – »Ermordet?« – »Nee, Selbstmord.« – »Sag bloß!«

Chris boxt einen aus seiner Klasse aufmunternd in die Rippen. »Komm her, wir gehen in den Klovorraum und spritzen mit Wasser! – Die Gelegenheit ist günstig. – Los, die Aufsicht ist da hinten auf dem Schulhof abgelenkt. – Was is denn los mit dir?« – »Hab' keine Lust heute.«

Chris schaut sich um und sieht eine Gruppe aus seiner Klasse zusammenstehen.

Er rennt auf sie zu. »Los, kommt mit, die Mädchen ärgern!« Er ist aufgekratzt, möchte gern, daß was los ist. Aber er prallt an der Gruppe ab. »Keine Lust heute«, sagen sie. »Was habt ihr denn? Wovon redet ihr?« – »Von wem wohl? Von nichts anderem als von Weibern und von Mopeds.« – »Seid doch ehrlich«, sagt Chris, »ihr konntet ihn doch alle nicht leiden!« – »Überhaupt du«, sagt einer scharf und sieht Chris in die Augen.

Während sie ihre Suppe ißt, fragt die Mutter Chris: »Wie war denn eure Mathe-Arbeit?« – »Ham keine geschrieben«, erwidert Chris. »Nicht? Ich denke, heute war die letzte Möglichkeit vor den Zeugnissen?«

Chris zuckt die Schultern, löffelt seine Suppe.
»Erst mußte wochenlang gepaukt werden, und dann fällt die Arbeit aus. War der Lehrer krank oder was?« – »Nee.« – »Nun sei doch mal nicht so schweigsam heute. Bist du doch sonst nicht. Was war denn?« – »Wegen Zappel.« – »Ach so. War das der, den ihr immer so gehänselt habt? Ihr habt doch immer so gelacht über ihn. Hast du nicht erst neulich deinen Spaß gehabt, als du ihm lauter Stecknadeln –?«
Das Telefon klingelt.
»Chris, für dich. Den Namen hab' ich nicht verstanden.« – »Ja, hier ist Chris! Ach, Sie sind's. – Ja. – Ja. – Oh, Sie meinen, ich soll auf dem Friedhof – gibt's denn da keine Träger? – Wie kommen Sie denn gerade auf mich? – Also, befreundet ist eigentlich zuviel – in meiner Klasse, ja. – Wer sollte denn außer mir noch – Samstag, 14 Uhr. Aber ich weiß doch gar nicht – naja – ich weiß nicht. Wenn Sie unbedingt meinen –«

Schweigen liegt schwer über den vielen Menschen in der Friedhofskapelle. Wenn Chris den Kopf hebt, hat er Zappels Mutter genau vor sich. Aber er gibt sich Mühe wegzuschauen.

Als die Orgel anfängt, würgt es ihn in der Kehle. Er mag nicht singen. Was der Pastor sagt, kommt wie aus einer anderen Welt. Ungewollt schaut er immer wieder zu Zappels Mutter hin.

»Die hat keine Ahnung«, denkt Chris, »vielleicht hat er zu Hause nichts gesagt.«

Fast mechanisch trägt er mit seinen Klassenkameraden den Sarg. Der Schulleiter: »– die unvollendete Symphonie dieses jungen Lebens, das so jäh –« Der Pastor: »Erde zu Erde – und vergib uns unsere Schuld –«

Hinterher werden alle in die gute Stube gebeten. »Meine Schwägerin – unsere Verwandten aus Köln – das sind die Klassenkameraden aus seiner Klasse – ich weiß eure Namen gar nicht alle – aber er hat immer so viel von euch erzählt – er ist teils gerne zur Schule gegangen – wir können's immer noch nicht fassen – langt doch zu, da ist Butterkuchen und Bohnenkaffee – wir sind euch ja so dankbar, daß ihr ihn zum letztenmal getragen habt! – Manchmal kam er aber auch ganz niedergeschlagen aus der Schule wieder – ich weiß auch nicht – er war dann richtig bedrückt, sagte kein Wort – manchmal hat er deswegen die ganze Nacht nicht geschlafen – neulich kam er sogar mit Tränen in den Augen nach Hause – er wollte sie immer runterschlucken, aber man sah es ihm an – der Kopf war zerkratzt von lauter Stecknadeln –

Junge, wo willst du denn hin? Wir haben doch noch soviel Kuchen! Bleib doch noch hier! Warum rennst du denn auf einmal so schnell weg?«

In der Kneipe verkriecht sich Chris unter dem Dunst lauter Stimmen und Gesichter.

»– sagt auf einmal mein Chef zu mir – der dribbelt sich über das halbe Spielfeld – los, Gerda, mach kein' Quatsch – die ganze Baustelle war abgesoffen –«

Chris sitzt da, brütet vor sich hin, trinkt Bier, Coca mit Rum, hört alles wie aus einer anderen Welt.

»– vergib uns unsere Schuld – Was machst du mit dem Knie, lieber Hans – die ganze Anorak-Kapuze heimlich voll Stecknadeln gesteckt – setzt der blöde Kerl auch noch an zum Überholen – Zappel ist tot – Erde zu Erde – die ganze Nacht hat er nicht geschlafen – vergib uns unsere Schuld – alles zu spät – vergib uns unsere Schuld – unsere Schuld – der Kleine kriegt auch ein Bier – nee, ich mag nich mehr.«

Chris mag nicht mehr. Er schaut nebenan ins Klubzimmer. Dort quakt der Farbfernseher in der Ecke. »– die Menschen unserer Zeit mit dem Problem des Todes beschäftigt –«»Mach den Kasten aus, da labert wieder so 'n Pfaffe!«–»Halt, laß doch mal 'n Augenblick an!«–»Als er aber nahe an das Stadttor kam, siehe, da trug man einen Toten heraus, den einzigen Sohn seiner Mutter, und sie war eine Witwe. Und viel Volk aus der Stadt ging mit ihr. Und als sie der Herr sah, jammerte ihn die Frau, und er sprach zu ihr: Weine nicht! Er trat hinzu und rührte den Sarg an. Und die Träger standen. Und der Herr sprach: Jüngling, ich sage dir, stehe auf! Und der Tote richtete sich auf und fing an zu reden. Und der Herr gab ihn seiner Mutter wieder.«

Chris hetzt durch die dunklen Straßen. Er ist auf einmal wie umgewandelt und weiß nicht, wie. Er läuft, er torkelt. Er trifft nächtliche Heimkehrer, die sich mit hochgeschlagenem Kragen an ihm vorbeidrücken. Er bemerkt nicht, wie sie sich nach ihm umdrehen. »Jüngling, ich sage dir, stehe auf! – Er wird leben! – Gott überwindet den Tod – der Herr gab ihn seiner Mutter wieder.«

Ein schriller Klingelton unterbricht die Totenstille in der dunklen Wohnung. – Wieder die Klingel – noch einmal. »Ich komm' ja schon«, murmelt Zappels Mutter. Sie öffnet die Wohnungstür erst einen Spalt. »Mein Gott, was willst du denn hier mitten in der Nacht?« Sie macht die Tür weit auf. »Er wird leben!« keucht Chris, hält sich am Türrahmen fest. »Wir haben ihn doch immer so geärgert – ich war das mit den Stecknadeln – die ganze Klasse hat ihn ausgelacht – und er stand da – und ich hab' gar nicht gemerkt –«»Junge, komm doch morgen nachmittag wieder. Wir trinken zusammen Kaffee.« – »Ja, darf ich mor-

51

gen nachmittag wiederkommen? – da erzähle ich Ihnen alles – ich erzähle alles von Zappel – er wird leben, hat er gesagt – ich komme wieder!«

Karl Schimanskis Weihnachtsgeschichte

So um den 20. Dezember herum erhielt Karl Schimanski eine Postkarte von seiner Tochter, von der er seit fünf Jahren nichts mehr gehört hatte. Sie hatte damals partout diesen Peter heiraten wollen, den Karl Schimanski für einen Strolch hielt. Sie war mit dem Peter weggezogen in den Kohlenpott und hatte den Alten allein gelassen. Auf Umwegen hatte Karl Schimanski nur erfahren, daß sie zwei Kinder hatte, die jetzt so drei und fünf Jahre alt sein mochten. Und nun schrieb sie auf einer Postkarte, er solle sie man zu Weihnachten besuchen, Weihnachten ohne Kinder wäre doch nichts.

Am 22. Dezember zog Karl Schimanski seinen grauen Anzug an und setzte sich in den Zug, um zu seinen Enkelkindern zu fahren, die er noch nie gesehen hatte. Er wußte genau, womit er ihnen eine Freude machen konnte: mit Geschichten erzählen, mit vielen, vielen Geschichten.

Geschichten hören war das schönste Vergnügen seiner eigenen Kindheit gewesen, bei Opa auf dem Schoß sitzen und zuhören. Karl Schimanski lachte, als er so im Schnellzug saß, und las die Postkarte zum siebenundzwanzigsten Mal. Er wußte auch viel zu erzählen, war in seiner Jugend weit gereist und hatte viel erlebt, auch im Krieg und als Soldat, Lustiges und Ernstes. So was zu hören, macht allen Kindern Spaß, da können die nicht genug von kriegen.

In Hamm hatte Karl Schimanski eine Stunde Aufenthalt und bummelte so durch die Straßen mit Adventsschmuck. In einem Warenhaus war es schön warm, und er hatte seine Freude an den schönen alten Weihnachtsliedern,

53

die durch den Lautsprecher kamen, und guckte sich die drei- bis fünfjährigen Kinder in der Spielwarenabteilung an. In einem Schaufenster fiel ihm ein Buch auf: Die Weihnachtsgeschichte – für Kinder gemalt und erzählt. Die Weihnachtsgeschichte, natürlich! Daß er da nicht eher dran gedacht hatte! Er nichts wie rein und das Buch gekauft. Die Weihnachtsgeschichte mit Maria und Joseph, der Herbergssuche, dem Stall und der Krippe, den Hirten und den Engeln, den Weisen aus dem Morgenlande, die Weihnachtsgeschichte. Das würde den Kindern erst Spaß machen. Karl Schimanski nahm sich vor, sie richtig spannend zu erzählen mit allem Drum und Dran. In dem Buch stand bloß zu jedem Bild ein Satz. Aber die Bilder waren ganz schön.

»Ein jeglicher in seine Stadt ...«
las er, als er wieder im Zug saß und unterwegs war.

Als er aus dem Zug stieg, holte ihn seine Tochter mit Pelzmantel, weißer Handtasche und weißen Schuhen ab. Karl Schimanski hatte fest angenommen, sie wäre mit den Kindern zum Bahnhof gekommen. Sie tat, als wäre nichts weiter gewesen, und fuhr mit ihm in der nächsten Straßenbahn nach Hause. Sie nannte ihm alle Straßen und erklärte ihm die großen Geschäfte, an denen sie vorüberfuhren, welche davon besonders billig waren und in welchen der Heringssalat immer schön frisch war.

Der Peter war nicht zu Hause, er hatte gerade Schicht. Aber Karl Schimanski hörte gleich die Kinderstimmen aus der Küche. Der Fünfjährige wollte nicht Guten Tag sagen. Er guckte mißtrauisch durch einen Spalt der Küchentür. Die Tochter gab ihm zwei, drei hintendrauf. Da fing er an zu schreien, rannte ins Badezimmer, schlug krachend die Tür hinter sich zu und schloß zu. Die Dreijährige sah das Theater und kam lieber gleich, um Guten Tag zu sagen. Sie streckte Karl Schimanski die linke Hand hin. Die Tochter war sowieso in Wut und gab der Kleinen welche auf die

54

Finger, weil sie die linke Hand gab. Da schrien beide Kinder, und die Tochter schrie die Kinder an, sie sollten nicht so schreien. Karl Schimanski stand allein auf dem Flur und zog seinen Mantel aus. Das Weihnachtsbuch ließ er erst mal im Koffer.

Als es zum Abendessen ging, steckte er das Buch heimlich unter die Jacke. Die Kinder saßen mürrisch und verheult am Tisch und hatten keinen Appetit. Der Tochter war das peinlich, ausgerechnet wo ihr Vater zu Besuch war. Als der Große die Leberwurst von seinem Brot an den Ärmel klebte, konnte sie sich gerade noch so eben zurückhalten. Da schmiß auch noch die Kleine ihren Becher mit Milch um. Nun reichte es der Tochter. Sie riß die Kinder vom Stuhl und zerrte sie in die Kammer, um sie schimpfend ins Bett zu bringen. Karl Schimanski saß allein da in der Küche und kaute und hatte das Weihnachtsbuch unter der Jacke.

»... denn sie hatten sonst keinen Raum in der Herberge«, dachte er, als er auf der Couch in der Stube lag, wo ihm die Tochter ein Bett zurechtgemacht hatte.

Am nächsten Vormittag nutzte die Tochter die Gelegenheit, Weihnachtseinkäufe zu machen, denn ihr Vater konnte ja in der Zeit auf die Kinder aufpassen. Endlich hatte Karl Schimanski Zeit und Ruhe für seine Enkelkinder. Er schaute sich an, was sie für Spielzeug hatten, und drehte vorsichtig an der Kurbel eines großen Plastik-Krans. »Das machst du falsch!« rief der Große, riß Karl Schimanski den Kran aus der Hand und zog so hastig an der Kranschnur, daß sich die Kurbel wie wild drehte und die Schnur – kracks – abriß. Im Nu gab es Krach. Die Kinder beschuldigten erst Karl Schimanski, dann sich selbst gegenseitig, den Kran kaputtgemacht zu haben, fingen dann an, sich zu schlagen und zu schubsen. Die Kleine warf mit einem Polizeifahrzeug aus Blech mit Blaulicht und Fernsteuerung nach dem Großen. Als Karl Schimanski

55

den Streit schlichten wollte, griffen sie ihn gemeinsam an und drängten ihn aus der Tür. »Du hast uns ja nicht mal was mitgebracht«, sagte der Große höhnisch.

Karl Schimanski zog sich in die Stube zurück und saß allein da und versuchte, in Illustrierten zu blättern, die da rumlagen. »... und Friede auf Erden«, dachte er, aber das haben ja nur die Engel gesagt. Bei den Kindern wurde es wieder ruhig. Nach einer Weile ging die Tür auf. Die Enkelkinder standen ganz brav vor Karl Schimanski und sagten: »Erzähl uns mal eine Geschichte.« Karl Schimanski blieb die Spucke weg. »Kommt her«, sagte er, und die beiden Kinder setzten sich ihm auf die Knie, eins rechts, eins links, und schauten ihn an. »Paßt auf, ich will euch mal die Geschichte erzählen von ...« – »Peng, peng!« schrie auf einmal der Große, hatte einen Spielzeugrevolver in der Hand, der richtig knallte, und hielt ihn Karl Schimanski auf die Brust: »Hände hoch, dies ist ein Überfall!« Und die Kleine zog hinter ihrem Rücken eine Art Maschinenpistole aus Plastik hervor und drehte an einer Kurbel. »Rat-tat-tat-tat-tat«, machte die Maschinenpistole. Die Kinder lachten hell auf vor Spaß und rannten wieder aus dem Zimmer.

Karl Schimanski stand auf, ging auf den Flur, zog seinen Mantel an, nahm den Koffer, legte noch das Weihnachtsbuch auf den Küchentisch und ging langsam die Treppe hinunter.

In Hamm hatten sie das Weihnachtsbuch tatsächlich noch einmal. Karl Schimanski schlug es im Zug auf. »Und die Hirten kehrten wieder um, priesen und lobten Gott um alles, was sie gehört und gesehen hatten«, las er. Da kamen ihm die Tränen in die Augen.

Am Morgen des 24. Dezember bekam Karl Schimanski einen Brief von seiner Tochter. Warum er denn wieder abgehauen wäre, schrieb sie, und der Peter wäre auch ganz sauer gewesen, daß er ohne Abschied und Dankeschön verschwunden wäre. Die Kinder hätten dauernd über dem

56

Weihnachtsbuch gehangen, und sie hätte alles mehrmals vorlesen müssen. Die Kinder hätten sie mit Fragen gelöchert, was 'ne Herberge wäre und 'ne Krippe und Hirten, und ob sie auch schon Engel gesehen hätte – lauter Fragen, die sie ihnen nicht oder nur mit Mühe habe beantworten können. Weshalb er denn den Kindern das Buch nicht gleich gegeben und die Geschichten selbst erzählt hätte, er könne doch so schön Geschichten erzählen.

Karl Schimanski schüttelte mit Tränen in den Augen den Kopf und mußte doch wieder lachen. Er wischte sich die Augen. Ganz besonders freute er sich, daß dieser Brief noch vor dem Heiligen Abend gekommen war.

Gegrüßet seist du, Holdselige

Ich heiße Elvira Maria Torez und komme aus Spanien. Ich bin 17 Jahre alt, bin katholisch und wohne mit meinen Eltern seit fünf Jahren in Deutschland. Aber die Straße, wo ich gewohnt habe, sage ich nicht. Ich liebe einen Freund, der heißt Romano. Aber mein Vater kann Romano überhaupt nicht leiden. Wenn er mich noch mal mit Romano sieht, schlägt er ihn tot und mich auch, sagt mein Vater. Vor sechs Wochen blieb meine Regel zum erstenmal aus, da habe ich mich sehr erschrocken. Mein Vater schlägt mich tot, wenn er erfährt, daß ich ein Kind von Romano kriege. Da bin ich von zu Hause ausgerissen. Ich habe nicht gewußt, wohin. Ich wollte nur fort, weil ich so große Angst hatte.

In der U-Bahn mußte ich so lange stehen, da war es so voll und so schlechte Luft. Da bin ich zusammengebrochen und ganz bewußtlos geworden. Auf einer Bank auf dem U-Bahnhof bin ich wieder aufgewacht. Da stand Schwester Ursula bei mir. Sie sagte, sie wollte mich wieder nach Hause bringen. Da habe ich geschrien und bin weggelaufen. Ich will nicht wieder nach Hause. Schwester Ursula hat mich auf der Rolltreppe wieder eingeholt. Sie konnte schneller laufen als ich, obwohl sie so ein langes Kleid anhat.

Da hat sie mich mit in das Antonius-Stift genommen. Sie hat mich in einem Zimmer eingeschlossen und hat mir Essen und Trinken hingestellt. Ich habe immer an die Tür getrommelt und geschrien: Ich will hier raus. Mittags ist Schwester Ursula aus dem Kindergarten zurückgekommen und hat mich beruhigt. Ich habe gesagt, daß ich schwanger bin und daß ich das Kind nicht haben will. Daß ich das Kind in meinem Bauch hasse. Daß sie mir helfen

58

soll, das Kind abzutreiben. Daß ich mich sonst selber töte. Da hat Schwester Ursula mit Schwester Roderica gesprochen, die leitet das Antonius-Stift. Schwester Ursula hat gefragt, ob man nicht ausnahmsweise mein Kind abtreiben lassen könnte. Mein Vater würde mich sonst totschlagen. Aber Schwester Roderica hat gesagt, sie bleibt hart. Sie hat gesagt, bei Mord gäbe es für den Gläubigen keine Ausnahmefälle. Für den Schwangerschaftsabbruch wären nur Sozialisten und Kommunisten. Aber Schwester Ursula hat gesagt, ob man nicht doch mal eine Ausnahme machen könnte. Sonst würde ich mich selbst töten. Da hat Schwester Roderica Schwester Ursula angeschrien. Schwester Ursula sollte sehen, daß sie nicht Gott und der heiligen Kirche untreu wird. Sie war rot vor Zorn und hat Schwester Ursula hlnausgeschmlssen.

Da kam Schwester Ursula zu mir und hat immerzu geweint. Da habe ich Schwester Ursula getröstet. Ich habe ihr gesagt, sie könnte nichts dafür, und sie hätte überhaupt keine Schuld. Sie hat mich gefragt, weshalb ich keine Pille genommen hätte. Ich habe ihr geantwortet, daß ich die früher genommen hätte. Aber als ich meine Stelle verlor, hatte ich kein Geld mehr für die Pille.

Als Schwester Ursula aus dem Zimmer ging, ohne abzuschließen, habe ich heimlich alle meine Sachen in die Tasche gepackt und meinen Mantel angezogen. Da bin ich leise aus der Tür gegangen. Aber auf dem Flur ist mir Schwester Ursula doch in die Arme gelaufen. Ich habe als Ausrede gesagt, daß ich nur eben mal aufs Klo müßte. Als ich wieder herauskam, stand Schwester Ursula immer noch da. Sie hat auf mich gewartet und sagte, bitte, bitte, kommen Sie noch einmal mit in das Zimmer. Ich muß Ihnen noch was sagen. Da bin ich wieder mit ihr zusammen in das Zimmer zurückgegangen.

Schwester Ursula hat mir angeboten, ich sollte im Antonius-Stift bleiben und da mein Kind kriegen. Ich wollte aber nicht. Da hat sie gesagt, ob ich nicht das Gebet der heiligen Jungfrau Maria kenne, das sie gebetet hat, als sie schwanger wurde. Ich habe geantwortet, daß ich es nicht genau kenne. Da hat sie die Bibelstelle vorgelesen.

Und im sechsten Monat ward der Engel Gabriel gesandt von Gott in eine Stadt in Galiläa, die heißt Nazareth, zu einer Jungfrau, die vertraut war einem Mann mit Namen Joseph, vom Hause David. Und die Jungfrau hieß Maria. Und der Engel kam zu ihr hinein und sprach: »Gegrüßet seist du, Holdselige! Der Herr ist mit dir, du Gebenedeite unter den Weibern!«

Da sie ihn aber sah, erschrak sie über seine Rede und gedachte: Welch ein Gruß ist das?

Und der Engel sprach zu ihr: »Fürchte dich nicht, Maria! Du hast Gnade bei Gott gefunden. Siehe, du wirst schwanger werden und einen Sohn gebären, des Namen sollst du Jesus heißen. Der wird groß sein und ein Sohn des Höchsten genannt werden. Und Gott der Herr wird ihm den Stuhl seines Vaters David geben. Und er wird ein König sein über das Haus Jakob ewiglich, und seines Königreichs wird kein Ende sein.«

Ich habe gesagt, daß ich jetzt aber endlich weg will. Da hat sie gesagt, bitte, bitte, bleiben Sie noch ein wenig, denn das Gebet kommt eigentlich erst noch. Da habe ich mich wieder hingesetzt.

Und Maria sprach:
»Meine Seele erhebet den Herrn,
und mein Geist freuet sich Gottes, meines Heilands,
denn er hat die Niedrigkeit seiner Magd angesehen.
Siehe, von nun an werden mich selig preisen
alle Kindeskinder,
denn er hat große Dinge an mir getan,
der da mächtig ist und des Name heilig ist.
Und seine Barmherzigkeit währet immer
für und für bei denen, die ihn fürchten.

Er übt Gewalt mit seinem Arm
und zerstreut, die hoffärtig sind in ihres Herzens Sinn.
Er stößt die Gewaltigen vom Stuhl und erhebt die
Niedrigen.
Die Hungrigen füllet er mit Gütern und läßt die Reichen
leer.
Er denket der Barmherzigkeit und hilft seinem Diener
Israel auf,
wie er geredet hat unseren Vätern, Abraham und sei-
nem Samen ewiglich.«

Und wie Schwester Ursula fertig war mit Lesen, bin ich
aufgesprungen und hab' immerzu geschrien. Ich will das
Kind aber nicht kriegen, ich will das Kind aber nicht kriegen. Dann hab' ich ihr die Bibel aus der Hand genommen
und die Seite aus der Bibel gerissen, wo das steht »Gegrüßet seist du, Holdselige« und habe die Seite in die Manteltasche gestopft.

Schwester Ursula hat aber dagesessen und sich nicht
gerührt und hat mich immerzu nur mit großen Augen ange-
schaut. Sie hat ganz leise gesagt, ich werde immer für Sie
beten. Da bin ich aus der Tür gerannt.

Auf der Rheinbrücke bin ich über das Geländer geklet-
tert und runtergesprungen in den schwarzen Fluß. Da hab'
ich ganz laut geschrien vor Angst. Im Wasser war ich ganz
bewußtlos, ich dachte, ich war tot. Aber ich war noch lebendig.

Hier im Krankenhaus bin ich wieder aufgewacht. Den
Zettel habe ich noch in der Manteltasche gehabt. Ich habe
die Bibelstelle inzwischen viele Male gelesen. Ich habe
eine Bitte an Sie: Bringen Sie mich bitte nicht nach Hause
zu meinem Vater. Ich habe Angst vor meinem Vater. Bitte,
bringen Sie mich ins Antonius-Stift. Ich glaube, da kann
ich leben. Ich und mein Kind.

Friede auf Erden und im Treppenhaus

Als ich mitten in der Adventszeit aus Schlackerschnee und Regen heraus das Hochhaus Königsberger Platz 47 D betrat, meinen Regenschirm abschüttelte und in den gerade ankommenden Fahrstuhl treten wollte, zwängte sich ein Junge an mir vorbei, schlüpfte in die Fahrstuhlkabine, drückte blitzschnell irgendeinen Knopf, und ehe ich mich versah, schob sich die silberne Tür leise aber unaufhaltsam vor das keuchende, aber doch etwas belustigte Gesicht des Jungen. Da ich wohl bemerkte, daß er nicht der Typ war, der den Erwachsenen im Hochhaus eins auswischt, wo immer und wie auch immer er kann, nahm ich ohne Ärger den Fahrstuhl nebenan, der gerade eintraf.

Auf dem Rückweg aus dem 3. Stockwerk benutzte ich das Treppenhaus und stand unvermutet demselben Jungen gegenüber. Er erkannte mich natürlich nicht, kam aber auf mich zu, hielt den Zeigefinger auf den Mund und flüsterte: »Bitte, nicht verraten.« Beim Hinuntergehen bemerkte ich, wie er hinter mir herschlich, nicht, weil er etwas von mir wollte, sondern so, als sollte irgend jemand nicht bemerken, daß er im Treppenhaus abwärts ging. Als er aber fast im gleichen Augenblick mit mir durch die Erdgeschoßtür wollte, rempelte er mich unsanft an und trat mir in den Hacken. Ich glitt aus, kam ins Stolpern und konnte so eben noch das Gleichgewicht wiederfinden. »Tschuldigung«, sagte der Junge, unterbrach seinen Lauf und blieb zu meiner Überraschung stehen, »das war nur ein Versehen. Wir spielen hier im Treppenhaus. Ich hatte Sie als Tarnkappe übergestreift.« Im gleichen Augenblick kam ein Mädchen hinter einer Ecke hervorgeschossen, schlug

62

Jörg auf den Rücken und rief triumphierend: »Gewonnen!« So lernte ich Jörg kennen.

Als ich Jörg mal wieder im Fahrstuhl traf, erzählte er mir davon, wie sie das Treppenhaus von zwölf Stockwerken plus Boden und Keller zum Kinderspielplatz in Regen- und Winterzeiten umfunktioniert hatten. Sie liefen um die Wette treppauf und treppab, versuchten, drei, vier, fünf Stufen auf einmal zu nehmen, veranstalteten Rundstaffeln unter Einbeziehung des Fahrstuhls, schufen ein Punktsystem und lieferten sich Pokalspiele, und Jörg erfand für die Spitzensportler im Treppenhaus das ›silberne Lorbeerblatt‹. Das heißt, er behauptete, sein Flaschengeist hätte ihn auf die Idee gebracht.

Zu den Spielregeln gehörte es, das Spiel vor dem Zugriff der Erwachsenen zu bewahren, die mit ihrem Argwohn wegen Krach, wegen ihrer Nerven, wegen Sicherheitsbestimmungen und so weiter, mit ihren Drohungen und ihren Beschimpfungen, schnell bei der Hand waren. Darum mußte alles leise vor sich gehen, nach den Sprüngen von der Treppe mußte man weich landen, Jubelgeschrei der Sieger war streng untersagt, Erwachsene waren betont höflich zu behandeln, im Fahrstuhl mußten die Spieler in die Rolle eines harmlosen zum Zigarettenholen geschickten Kindes schlüpfen, und erst hinter der Treppenhaustür, wenn die Luft von Erwachsenen rein war, flitzten sie wieder los bis zum Start- und Zielpunkt, den sie mal in die Tiefgarage, mal in den Waschmaschinenraum, mal auf einen Trockenboden oder auf einen Balkon verlegten, je nachdem, wo sie einen von Erwachsenen wenig aufgesuchten Platz ausfindig gemacht hatten.

Jörg war einer der kleinsten im Treppenhaus, aber einer der eifrigsten. Keiner wußte, daß er von seinem Flaschengeist eine Stoppuhr geschenkt bekommen hatte und daß er nun heimlich trainierte, um einem Älteren, den Jörg nicht so gut leiden konnte, das silberne Lorbeerblatt abzu-

63

jagen. Systematisch übte er Aufwärts- und Abwärtssprünge, das Rutschen auf dem Geländer, die schnellen Drehungen auf den Treppenabsätzen, und mit der Stoppuhr in der Hosentasche konnte er Fortschritte und Trainingserfolge messen.

Ich kam gerade dazu, als der Kampf um das silberne Lorbeerblatt ausgetragen worden war. Entgegen allen Spielregeln standen etwa 20–25 Kinder auf dem Erdgeschoßflur, blockierten fast die Fahrstühle und schrien sich laut gegenseitig an. Jörg hatte als kleiner Herausforderer einen wesentlich größeren, athletisch gebauten Jungen tatsächlich besiegt, aber seine neuen Wettkampfmethoden wurden ihm streitig gemacht. Im Nu war eine richtige Schlägerei entbrannt. Fassungslos standen die Erwachsenen und hatten gute Gelegenheit, ihre sehr klugen allgemeinen Ansichten über Kinder von heute nachdrücklich auszusprechen.

Endlich schritt der Hausmeister ein und trennte die Kampfhähne. Ich bemerkte zu meiner Verwunderung, daß er überhaupt nicht der Kinderfeind zu sein schien, als den man Hausmeister oft anzusehen geneigt ist. Er ging fast mit Sanftheit an die Kinder heran und hatte damit auch Erfolg. Er schrie und schimpfte nicht, drohte nicht und wurde nicht wütend, er fragte, worum es denn ginge. So ein Hausmeister!

»Der gemeine Hund gibt mir nicht das silberne Lorbeerblatt, blöder Affe du, du willst nur nicht zugeben, daß ich schneller war!« schrie Jörg in berechtigter Empörung über soviel Gemeinheit des Stärkeren. »Hör mal zu, Kleiner«, beugte sich der Hausmeister zu Jörg hinab, »du mußt jetzt mal ein bißchen friedlich sein.« Seine Stimme bekam nun einen salbungsvollen Unterton. »Weißt du nicht, daß Adventszeit ist und bald Weihnachten? Hör doch mal zu, Weihnachten sollen sich doch alle Leute vertragen und nicht so rumstreiten. Ehre sei Gott in der Höhe, Friede auf

64

Erden und den Menschen ein Wohlgefallen, haben die Engel gesagt, steht schon in der Bibel. Und du machst hier so 'n Geschrei. Nun gib dich man zufrieden!« Es war fast eine Predigt.

Jörg standen die Tränen in den Augen. Er war tief betroffen, empört, erschüttert, zornig. Er verstand nichts. Er spürte nur, wie ihm nicht mit gewohnter Aggression, sondern mit sanfter Art und frommen Worten das Recht auf den Sieg genommen wurde. Die Kinder verdrückten sich, der Hausmeister lachte selbstgerecht, Jörg zitterte am ganzen Leib. Ich trat auf ihn zu, wollte ihn trösten. Jörg schaute hinter dem Hausmeister her, der sich wieder in seine Kommandozentrale begab, schaute mich mit wäßrigen Augen an und zischte: »Das ist der Teufel.« Ich zweifle nicht daran, daß er unter den leicht ergrauten Haaren des Hausmeisters die Hörner sah und an seinem linken Bein den Pferdefuß, und ich konnte Jörg wohl verstehen. »Verraten Sie mir mal einen Trick, wie ich den Teufel fertigmachen kann«, forderte mich Jörg heraus. »Ganz einfach«, sagte ich, »du mußt genauso sanft mit ihm reden.« – »Sie meinen, ich soll ihm auch mit der Bibel kommen?« fragte Jörg. Daran hatte ich zwar nicht gedacht, aber die Idee war nicht schlecht. »Natürlich«, sagte ich überlegen und ahnte doch sogleich: Der Ratschlag war für den Jungen viel zu schwer auszuführen. Er mußte ja praktisch aus der Bibel etwas gegen die Friedensideologie des Hausmeisters finden, und zwar nicht irgendwelche ausgefallenen Sprüche. »Weißt du nicht, daß sie den getötet und ans Kreuz geschlagen haben?« – »Ne«, sagte Jörg, »wen?« – »Den die Engel Weihnachten als Friedensbringer ausgerufen haben!« – »Ist gut«, sagte Jörg und verschwand schon im nächsten Fahrstuhl. Mir war gar nicht wohl.

Jörg marschierte am nächsten Tag tatsächlich mit der dicken Bibel, die seine Schwester zur Konfirmation bekommen hatte, zum Hausmeister, er wagte sich sozusagen in die Hölle. »Das war gemein gestern von Ihnen«, fauchte er den Teufel an, »ich war schneller und hatte das silberne Lorbeerblatt verdient. Außerdem können Sie das Gerede von dem Frieden zu den Akten legen. Weil sie den nachher ans Kreuz geschlagen haben. Da steht's!« Er hatte einen Zettel richtig in der Passionsgeschichte liegen und hielt dem Hausmeister die aufgeschlagene Bibel unter die Nase.

Nachdem der Hausmeister erst mal nach Luft geschnappt hatte, ergriff er die Bibel, rückte die Brille zurecht und begann tatsächlich zu lesen und zu lesen, blätterte dann weiter, sagte endlich: »Aber am Ende ist er doch wieder auferstanden! Da steht's!« und reichte nun seinerseits das aufgeschlagene Buch dem Jungen. »Sie wollen bloß schon wieder recht behalten«, schrie Jörg aufgebracht, griff nach der Bibel und rannte aus der Tür.

Der Hausmeister lief ihm nach und konnte ihn leicht erwischen, weil kein Fahrstuhl offen bereitstand. Er faßte den Jungen am Ärmel. »Komm her, nun erzähl mal, was ihr da mit eurem silbernen Lorbeerblatt habt.« So erzählte der Junge die Geschichte von dem Wettstreit, und noch vor Weihnachten wurde der Wettlauf offiziell wiederholt, der Hausmeister, Herr Müller, selbst war Schiedsrichter und Zeitnehmer und überreichte Jörg unter dem Beifall der Kinder das silberne Lorbeerblatt.

»Habt ihr Weihnachtsferien?« fragte ich Jörg, als er mit seinem Ranzen von der Bushaltestelle heraufkam. Jörg nickte. Er strahlte und berichtete mir von seinem Erfolg. »Sag mal, das ist doch nicht so einfach, mit der dicken Bibel zurechtzukommen. Wie hast du das gemacht, die richtige Stelle zu finden?« Jörg lachte hintergründig. »Aha«, sagte ich verständnisvoll, »der Flaschengeist hat dir wohl geholfen!« Jörg hüpfte in einen bereitstehenden Fahrstuhl und hielt die Hand seitlich an den Mund. »Ne, viel besser.

66

Aber nicht verraten! Es war ein Weihnachtsengel!« Dann
schwebte er nach oben.

Du bist auch so 'n Biester

Als mir endlich der Kragen platzte, warf ich meine nerven-sägenden Kinder zur Tür hinaus, und zwar alle drei. »Jetzt reicht mir's aber!« schrie ich, knallte die Tür und ließ mich erschöpft auf dem Schreibtischstuhl nieder. Natürlich weiß ich, daß man als Vater seine Kinder weder anbrüllen noch voller Wut aus dem Zimmer jagen sollte. Aber den blütenfrisch getippten Brief mit Filzstiften zu verschmieren!

Nun kann ich in Ruhe weiterarbeiten. Mich wundert: Die Kinder kommen gar nicht wieder. Ich unterbreche das Tippen und lausche. Ich höre wohl Kinderstimmen, ganz verschüchtert, aber sie nähern sich nicht meiner Tür. Ich unterbreche wieder das Tippen und höre die Küchentür klappen.

Zur Mutter. Warum zu Susanne und nicht zu mir? Ich bin zuständig, es war mein Konflikt. Wir wollten doch immer darauf achten, daß die Kinder nicht einen gegen den anderen auspielen. Mich ärgert's.

Leise und doch unbeholfen wird die Klinke meines Arbeitszimmers gedrückt. Der Größte schiebt sich ins Zimmer mit dem Kleinsten an der Hand. Beide sehen mich groß an – und lachen. Sie strahlen, als wäre nichts gewesen, oder besser, sie strahlen noch mehr als vorher. So schnell können Kinder wieder lachen?

»Mutti sagt, wir sollen wieder zu dir gehen. Sie hat gesagt, unser Gesicht braucht nicht mehr traurig zu sein. Jetzt lacht es wieder. Sie hat gesagt, wir sollen hingehen und es dir zeigen!«

Susanne ist doch korrekt. Sie hält sich an Abmachungen. Aber was hat der Kleinste? Er guckt mich nachdenklich und etwas von der Seite an. Dann folgt immer etwas ganz Wichtiges. »Du bist auch so 'n Biester!« sagt er zu mir und lacht von einem Ohr zum anderen, verschmitzt wie ein Komiker, der von der Treffsicherheit seiner Pointe überzeugt ist.

Ich bin verwirrt. »Ein was bin ich?« – »So 'n Biester!« Der Älteste macht sich zum Dolmetscher. »Er meint einen Priester. Wir kennen da so 'ne Geschichte, wo einer sagt, geht hin und zeigt euer Gesicht dem Priester!« – Ich bin verblüfft, verständnislos, erwidere dem Kleinen vorerst, ich sei kein Priester, ohne ihn recht überzeugen zu können.

Den ganzen Nachmittag geht mir der Vergleich mit dem Priester durch den Kopf. Geht hin und zeigt euer Gesicht dem Priester?

Und wo ist denn überhaupt der Mittlere? Er ist ja nicht wieder aufgetaucht. Sicher ist er noch nicht fertig mit dem Konflikt, hockt irgendwo verheult unterm Tisch, ist noch nicht durch.

Gespannt schleiche ich an der Küchentür vorbei zum Kinderzimmer. Zwischen lauter Legosteinen, halbfertigen Türmen und surrenden Batteriemotoren hocken die Kinder, lachend, fröhlich, unbeschwert – alle drei. Alle drei. Aber nur zwei waren zu mir gekommen. Einer war nicht bei mir erschienen und war doch wieder fröhlich. War ich nicht auch für seine Fröhlichkeit zuständig?

»Erzähl mir mal die Geschichte von dem Priester«, fordere ich den Ältesten auf. »Die ham wir aus so 'n Buch.« Ich schlage auf und lese:

Und es begab sich, da er reiste gen Jerusalem, zog er mitten durch Samarien und Galiläa. Und als er in einen Markt kam, begegneten ihm zehn aussätzige Männer, die standen von ferne und erhoben ihre Stimme und sprachen: Jesu, lieber Meister, erbarme dich unser! Und da er sie sah, sprach er zu ihnen:

69

Gehet hin und zeiget euch den Priestern!
Und es geschah, da sie hingingen, wurden sie rein.
Einer aber unter ihnen, da er sah, daß er geheilt war,
kehrte um und pries Gott mit lauter Stimme
und fiel auf sein Angesicht zu seinen Füßen
und dankte ihm. Und das war ein Samariter.
Jesus aber antwortete und sprach: Sind ihrer
nicht zehn rein geworden? Wo sind aber die neun?
Hat sich sonst keiner gefunden und gäbe Gott
die Ehre, denn dieser Fremdling?
Und er sprach zu ihm: Stehe auf, gehe hin.
Dein Glaube hat dir geholfen.

Der Vergleich mit diesen Priestern wurmt mich. Um Näheres zu erfahren, wende ich mich möglichst harmlos an den Kleinsten: »Warum sollte ich denn ein Priester sein?« Das Gesicht wird nachdenklich, der Kopf wird ein wenig gedreht, so daß er mich etwas von der Seite anschaut. Nach dem Gesicht scheint etwas ungeheuer Wichtiges bevorzustehen. »Weil du uns so ausgesetzt hast!« Wie ein Blitz schlägt es bei mir ein. Die Ausgesetzten – die Aussätzigen. »Aber Kleiner«, sage ich, »war es denn so schlimm?« Er nickt.

Susanne kramt noch in der Küche. »Sie kamen mit ihrem Kummer zu mir«, erzählt sie, »da habe ich sie getröstet!« – »Und der Mittlere? Er kam nicht ins Arbeitszimmer zurück.« – »Ich weiß«, sagt Susanne hintergründig, »als er wieder lachen konnte, machte ihn das so glücklich, daß er deine Bestätigung gar nicht mehr brauchte. Er kuschelte sich statt dessen an mich – du weißt doch, wie gerne er so rumschmust – und gab mir lauter Küsse auf die Nase.«

Wenn vorhin der Blitz bei mir eingeschlagen war, so mag die Äußerung von Susanne der zugehörige Donner gewesen sein. Der Dank war ihm wichtiger gewesen als die offizielle Bestätigung und Wieder-Anerkennung. Und ich hatte ihm heimlich unterstellt, er fühle sich noch immer »ausgesetzt«. Das Erstaunlichste war, wie unbefangen und selbstverständlich er der tröstenden Mutter den Vorzug gegeben hatte vor dem Vater, der eigentlich zuständig war. Er war verständig genug, um auch das Risiko abzuschätzen, das in der Nicht-Beendigung des Konflikts mit mir bestand. Den Vater, den Priester zu mißachten!

Als die Kinder später im Bett liegen, schleiche ich wieder vor die Kinderzimmertür, die noch einen Spalt geöffnet ist, und lausche. Sie plaudern noch. Der Mittlere erzählt mit Überzeugung eine wunder-schöne Geschichte: »un da gehn se denn los, nich, un wie se so gehen, da merken se so 'n Kribbeln in'n Fingern, un in'n Füßen auch, un in'n Gesicht auch, un das kribbelt so, weil da das Blut wieder reingeht, un da konnten se immer besser laufen, un immer schneller.« Dann folgt ein tiefer Seufzer. Die anderen beiden sind ganz still, sicher kurz vor dem Einschlafen.

»Wie se wieder ganz gesund warn ...« – Stille – dann der Älteste abschließend: »Da ham se sich gefreut und gelacht.« Der Mittlere versteht sofort den Wink, daß er nicht mehr lange mit der Aufmerksamkeit seiner Zuhörer rechnen kann. Schnell schließt er seine Geschichte ab: »un wenn sie nicht gestorben sind, so leben sie noch heute!«

»Hach ja«, seufzt der Kleinste erleichtert, steckt den Daumen in den Mund und dreht sich zur Seite.

71

Sieh, die Blume lebt

Die alte Gertrud liebte Psalmen und Kinder. Die Psalmen halfen ihr beim Altwerden, die Kinder, jung zu bleiben. Auch aus dem 103. Psalm konnte Gertrud viele Verse auswendig.

Wie sich ein Vater über Kinder erbarmt,
so erbarmt sich der Herr über die, die ihn fürchten.
Denn er weiß, was für ein Gebilde wir sind.
Er gedenkt daran, daß wir Staub sind.
Ein Mensch ist in seinem Leben wie Gras,
er blüht wie eine Blume auf dem Felde.
Wenn der Wind darüber geht, so ist sie nimmer da,
und ihre Stätte kennt sie nicht mehr.
Die Gnade aber des Herrn währt von Ewigkeit zu Ewigkeit
über denen, die ihn fürchten.

Plötzlich schrickt die alte Gertrud hoch. Wo ist das Kind, auf das sie aufpassen soll? Sie springt auf und findet es im Stallgebäude überm Hof, in dem Raum, der früher als Waschküche diente. Das Kind hockt am Fenster. Ganz still ist es. Kein Laut und keine Bewegung stört das Kind. Es bemerkt nicht den eisigen Nordwind draußen, achtet nicht auf die winterliche Landschaft. Das Kind konzentriert sich ganz auf die Fensterscheibe. Dort blüht eine gewöhnliche Eisblume. Im schlanken Bogen spannt sich eine Rippe von der unteren Kante der Fensterscheibe aus schräg nach oben. Ein zartes gleichmäßiges Blattmuster hat sich links und rechts ausgebreitet bis zu der Stelle, wo die Strahlen einer anderen Eisblume die Fläche bedeckt haben. Weiter unten ist das Eis dicker, wie zusammengelaufen und erstarrt beim Abschmelzen, ähnlich dem

Wachs, das von einer Kerze fließt. An der Seite bedecken lauter kleine weiße Kristalle die Fensterscheibe und die Eisblumen. Eine Eisschicht wie Schnee, so locker und rein.

Sieh, die Eisblume lebt. Sie wächst, langsam, aber stetig. Ihre Spitzen wandern millimeterweise nach oben, bilden neue filigranhaft feine Äste rechts und links, verzweigen sich zur Seite, haben schon wieder ein neues Blatt aus Eis geschaffen, haben sich schon einen ganzen Zentimeter weitergerankt. Die Eisblume lebt. Leben wir auch wie eine Eisblume? Kennzeichnet diese hauchdünne Empfindlichkeit auch unsere Lebensbedingungen? Ein Kratzen, ein Hauchen, schon sind sie weg, laufen wie Tränen herunter und erschaudern schließlich irgendwo verloren als Kügelchen aus Eis? Sind wir wie eine Eisblume, von einem unsichtbaren Künstler geschaffen, dessen Hauch man es sonst nicht anmerkt, welch kunstvolles, schönes Gebilde er schaffen kann, und zwar ohne großes Aufheben, nicht mit pathetischem Getöse, sondern leicht wie im Vorbeigehen? Husch, ein Windstoß, und schon fängt die Blume an zu wachsen, wie aus dem Nichts kommend und doch kein Nichts, sondern ein lebendiges, schönes Wesen.

Gertrud steht ganz still da und beobachtet alles. Ihr fällt der Psalm ein. Wir selbst müssen immer raten und suchen, was wir eigentlich sind. Ganz werden wir es nie herausbekommen. Aber Gott weiß, was für ein Gebilde wir sind, und nur er weiß es, sagt unser Psalm. Wir Menschen müssen uns mit Gleichnissen begnügen. Ist die Eisblume ein Bild für unser Leben?

Der Psalmsänger sagt, daß wir Staub sind. Pfui, häßlicher, grauer, schmieriger, nichtssagender, nutzloser Staub, den man abschüttelt, als Kehricht in den Müll wirft. Doch wie anders wirkt Staub, wenn er im Sonnenstrahl sich spielend spiegelt? Und dann sagt der Psalm, ein

73

Mensch ist in seinem Leben wie Gras. Da sieht man eine Wiese vor sich, auf der die Halme sich unterm blauen Himmel im Sommerwind wiegen. Man kann aber auch an das ganz einfache Gras am Wegrand denken, getreten und geschunden von Stiefeln und Autoreifen, das gehackt und mit Gift besprüht wird, abgemäht und vernichtet. So hat jedes Gleichnis, das der Psalm beschreibt, seine idyllische und seine schlimme Seite.

Immer noch stehen die alte Gertrud und das junge Kind unbeweglich da. Das Kind vorm Fenster staunt nicht nur über die bizarre Grafik, die der kalte Nordwind im Vorbeigehen zeichnet. Es ist überrascht über das Leben in der Eisblume. Es sieht zum ersten Mal das Werden des Gebildes an der Scheibe. Die Blume scheint nun voller Kraft zu stecken, die ihre Zweige nach oben, nach rechts und links treibt. Doch was das Kind sieht, sind nur die Auswirkungen dieser lebendigen Kraft, die Kraft selber kann das Kind nur ahnen. Das Wunder des Lebens ist es, das fasziniert.

So wie das Kind von der Eisblume gefangen ist, so hat Gertrud ihren Psalm. Der Mensch blüht wie eine Blume auf dem Felde, sagt der Psalm in seinem dritten Bild. Er meint die Vergänglichkeit der Blume, nicht ihre Schönheit. Wenn der Wind darüber geht, so ist sie nimmer da, und ihre Stätte kennt sie nicht mehr. Diese Erfahrung kann das Kind mit der Eisblume auch machen, wenn es mit dem warmen Hauchen aus seinem Mund die Eisblume zum Verschwinden bringt oder wenn ein geheizter Ofen sich langsam der eisverklebten Scheibe bemächtigt und nur noch Tropfen übrig läßt. So ist Leben vergänglich, so ist das lebendige Wachsen gefährdet, in die Unsichtbarkeit zurückzufallen. Aber das ist für das Kind keine schlimme Erfahrung, sondern das ist eben das Werden und Vergehen in der Natur, so wie auch der Psalm seine Bilder des Lebens zunächst im natürlichen Kommen und Gehen zeichnet.

Aber etwas beunruhigt die Frau. Der Psalm fügt hinzu: Die Gnade aber des Herrn währt von Ewigkeit zu Ewigkeit über denen, die ihn fürchten. Das kann das Kind nun aus der Eisblume nicht herauslesen. Und dann tritt Gertrud leise von hinten an das Kind heran, nimmt es auf den Arm und sagt: »Komm, wir gehen wieder ins Warme! Ich erzähle dir eine Geschichte!«

Lieber Leser, das ist die Geschichte von der alten Gertrud und dem jungen Kind. Leider ist dieses ein Märchen aus alten Zeiten. Wärme-isolierende Thermopenscheiben bilden keine Eisblumen mehr. Die energiesparend gebauten zentralgeheizten Kinderzimmer ersparen den Kindern die Eisblumen-Erfahrung. Diese Kinder werden nie über den Abdruck ihrer Hand jauchzen, wenn sie auf die vereiste Scheibe gepatscht haben. Sie werden kein Loch in die Eisschicht hauchen, durch das die Welt draußen wie eine Bühne mit kristallenen Kulissen erscheint. Sie werden keine Münzen in die Eisblumen kleben, deren Abdruck haarscharf abgebildet wird. Bei dem eisigen Nordwind blicken sie nur zum doppelt- und dreifach verglasten Fenster hinaus und sehen – nichts. Die gleichmäßige Schönheit, die sanfte Zärtlichkeit, die sensible Gefährdung der Eisblumen können unsere Kinder nicht mehr erleben. Bei der Installation unserer Bequemlichkeit suchenden Technik haben wir vergessen, daß wir den Kindern ein schönes, geheimnisvolles Gleichnis für die Kraft des Lebens genommen haben.

Und wo gibt es noch die alte Gertrud, die Psalmen kennt und liebt, die die Zeit hat, dem Kind zuzuschauen und ihm Geschichten zu erzählen? Die Gnade des Herrn ist von unserer Technik nicht abhängig. Sie währt von Ewigkeit zu Ewigkeit, auch hinter unbemalten nichtssagenden Thermopen-Scheiben. Wir haben es nur ein Stück schwerer, unseren Kindern ohne ein erfahrenes Gleichnis des Lebens die Gnade des Herrn verständlich zu machen. Liebe

75

Leute, ich gebe euch einen Rat. Wenn euer Bausparvertrag fällig wird, so erbarmt euch eurer Kinder. Gönnt ihnen wenigstens an einem Fenster das Erlebnis und die Erfahrung der Eisblume. Laßt sie schauen und staunen und erzählt ihnen und damit euch selbst beim Zubettgehen die Geschichte der Eisblume und die Geschichte von der Gnade des Herrn, die währt von Ewigkeit zu Ewigkeit.

Vater und Sohn spielen König und Schalksknecht

Wie soll man antworten, wenn der Sohn am späten Mittag aus der Schule nach Hause kommt, ermattet, unglücklich, niedergeschlagen, und wenn er dann am Mittagstisch von seiner Niederlage berichtet, die ihm die Lehrerin bereitet hat, wenn Empörung über soviel Ungerechtigkeit ihm die Tränen in die Augen treibt? Man gibt vor der versammelten Familie bekannt, das dürfe doch nicht wahr sein, und so was nennt sich Lehrerin, und steigert sich schließlich zur öffentlichen Kriegserklärung: Der werde ich mal meine Meinung sagen. Wo wohnt die denn?

Der Besuch bei der Lehrerin, einer älteren, freundlichen Dame, der man bei näherem Zuhören pädagogischen Sachverstand nicht absprechen konnte, hatte aber ein überraschendes Ergebnis. Erstens stellte sich aus ihrer Sicht alles ganz anders dar, zweitens überzeugte sie mich sogar von der Richtigkeit ihrer Ansicht, und schließlich kamen wir noch ins lockere Plaudern. Dieses fand seinen Höhepunkt in dem Angebot der Lehrerin, ich solle bei nächster Gelegenheit in die Schule kommen und mir den Unterricht in der Klasse meines Sohnes ansehen. Ich nahm die Einladung an.

Der Strom von Grundschülern spülte mich über Schulhof, Schultreppe, Schultür, Schulflur in die Schulklasse. Dort fand ich mich in völlig ungewohnter Umgebung unter den fragenden, gleichgültigen oder aufdringlichen Blicken der Kinder auf einem kalten, glatten, viel zu kleinen Stuhl zwischen Korktafel und Fenster wieder. Zu meiner Überraschung gab es gerade Religionsunterricht. In der Klasse war zu der Zeit eine Praktikantin tätig, eine Art Lehrer-Lehrling, ein junges Ding mit langen blonden Haaren. Die stellte sich vor die schätzungsweise zwanzig Schüler. Das hatte den entscheidenden Vorteil, daß sich die ältere Klassenlehrerin neben mich setzen konnte. Sie nahm mit mir zusammen die Beobachterrolle ein und tuschelte mir zwischendurch manche erläuternde Bemerkung zu, was mich nicht nur informierte, sondern ungemein beruhigte.

Zu meiner weiteren Überraschung drückte mir die Lehrerin eine Bibel in die Hand. Ich gebe zu, daß ich nach der Seitenzahl bei meiner Nachbarin schielte, um nicht durch langes Blättern unangenehm aufzufallen. Das junge Ding vorne erzählte eine Geschichte.

Matthäus 18,21–35

Da trat Petrus zu ihm und sprach: Herr, wie oft muß ich denn meinem Bruder, der an mir sündigt, vergeben? Ist's genug siebenmal? Jesus sprach zu ihm: Ich sage dir, nicht siebenmal, sondern siebzig mal siebenmal. Darum ist das Himmelreich gleich einem König, der mit seinen Knechten rechnen wollte. Und als er anfing zu rechnen, kam ihm einer vor, der war ihm 10 000 Pfund schuldig. Da er's nun nicht hatte zu bezahlen, hieß der Herr verkaufen ihn und sein Weib und seine Kinder und alles, was er hatte, und bezahlen. Da fiel der Knecht nieder und betete ihn an und sprach: Herr, habe Geduld mit mir, ich will dir's alles bezahlen. Da jammerte den Herrn des Knechtes, und er ließ ihn los, und die Schuld erließ er ihm auch.

Da ging derselbe Knecht hinaus und fand einen seiner Mitknechte, der war ihm 100 Groschen schuldig. Und er griff ihn an und würgte ihn und sprach: Bezahle mir, was du mir schuldig bist! Da fiel sein Mitknecht nieder und sprach: Habe Geduld mit mir, ich will dir's alles bezahlen. Er wollte aber nicht, sondern ging hin und warf ihn ins Gefängnis, bis daß er bezahlte, was er schuldig war. Da aber seine Mitknechte solches sahen, wurden sie sehr betrübt und kamen und brachten vor ihren Herrn alles, was sich begeben hatte. Da forderte ihn sein Herr vor sich und sprach zu ihm: Du Schalksknecht, alle diese Schuld habe ich dir erlassen, dieweil du mich batest. Solltest du denn dich nicht auch erbarmen über deinen Mitknecht, wie ich mich über dich erbarmt habe? Und der Herr ward zornig und überantwortete ihn den Peinigern, bis daß er bezahlte alles, was er ihm schuldig war. Also wird euch mein himmlischer Vater auch tun, so ihr nicht vergebet von eurem Herzen, ein jeglicher seinem Bruder seine Fehler.

Die Praktikantin ließ die Schulkinder diese Geschichte spielen, nicht wie zu einer Aufführung, sondern ohne irgendwelche Requisiten. Auch gab die Praktikantin so gut wie keine Regieanweisungen. Das Spiel hatte nur den pädagogischen Zweck, den Kinder das Verständnis des Gleichnisses und dessen, was mit und hinter dem Gleichnis gemeint war, dadurch zu erleichtern, daß zu der Sprache auch die Bewegungen und die Gesten hinzugenommen wurden – wie mir meine Nachbarin flüsternd erläuterte.

Wer will der Herr sein? Wer ist der Groschen-Schuldner? Wollt ihr mal die Mitknechte spielen? Und wer übernimmt die Rolle des Schalksknechtes?

Mein Sohn meldete sich ohne zu zögern für die Rolle des Schalksknechtes. Die Kinder spielten die Vergebung recht schnell, fast selbstverständlich, selbstredend, als sei das ganz natürlich und passiere so täglich in allen Familien: Ist gut, dann brauchst du es nicht zu bezahlen, also – wenn du schon so drum bittest, na ja, ist mir schon recht, also gut, dann zieh man ab.

Bevor ich mich richtig darüber entrüsten konnte, wie die Kinder das Außergewöhnliche, das Ungeheuerliche der Vergebung mit Selbstverständlichkeit zudeckten, trat mein Sohn in Aktion. Jetzt ging es nicht um Vergebung, sondern um Vergeltung. Er packte am Kragen, würgte am

Hals, schrie ihn an, schüttelte die Faust, wandte ruckzuck einen Polizeigriff an und stieß den Gangster, der noch leugnen wollte, mit der Brutalität des Gummiknüppels in das Gefängnis hinter der schräg stehenden Tafel. Wo sind das Weib und die Kinder? schrie er rache- und tatendurstig in die Klasse.

Welche Rolle spielte er da? Kam bei diesem Rollenspiel seine »wahre Natur« durch? Habe ich einen brutalen Sohn, dem die Rolle des Schalksknechtes willkommene Gelegenheit bot, seinen Jähzorn auszutoben? Habe ich mich in letzter Zeit zu wenig um seine Fernsehgewohnheiten gekümmert, die vielleicht mit Cowboy und Bankräuber, mit peng-peng und ratsch-bumm meine zivilisierten Erziehungsbemühungen überschwemmt und überspült haben? Oder sollte es gar mein eigenes Vorbild sein, das sich in dem Rollenverhalten meines Sohnes widerspiegelte und abbildete und ausspielte? Es war mir peinlich, ich schämte mich. Der Beobachterstuhl, der zunächst Distanz und Unauffälligkeit zu versprechen schien, wurde mir zunehmend heiß und unbehaglich.

Als der Schalksknecht auch mit viel Aufwand und Ausführlichkeit hinter die Tafel gestoßen wurde, als das Rollenspiel vorbei war und niemand meine Betroffenheit und Verlegenheit bemerkt zu haben schien, am wenigsten mein eigener Sohn, als sich meine Spannung schon lösen wollte und ich mich in meinen distanzierten Beobachterstatus wieder zurückziehen wollte, fand ich einen kurzen Moment Zeit, dem Gleichnis selbst Schuld in die Schuhe zu schieben. Nicht nur der Schalksknecht, auch der Herr war inkonsequent, erst vergibt er und dann bestraft er doch, Matthäus selbst provoziert ja die Brutalität. Das soll christlich sein?

Da führte der spontane Einfall eines etwa zehnjährigen kräftigen Knaben zu einer überraschenden Wendung der Situation. »Jetzt sollst du uns das mal selbst vorspielen!«

80

schlug er der offensichtlich verblüfften Praktikantin vor.
»Ja, ja!« riefen gleich viele Kinder, und ein strahlendes kleines Mädchen erhob sich plötzlich, drehte sich nach hinten, zeigte vor allen Schülern, deren Blicke ihren Absichten folgten, auf mich, den Fremden, den Beobachter, den Vater, und sagte mit Sicherheit und Entschiedenheit: »Ihr drei sollt es uns vorspielen. Hier sind doch gerade drei Erwachsene!«

Die ältere Lehrerin genierte sich offensichtlich. Das gab mir zunächst noch Hoffnung. Wegen des Besuchers? Wegen der Praktikantin? Weil sie nicht so frei und unbefangen in fremde Rollen schlüpfen konnte, wie die Kinder es gezeigt hatten? Weil auch sie das Gleichnis fragwürdig fand? In ihrer Unsicherheit sagte sie – mehr wohl zu sich selbst –: »Meint ihr wirklich?« – Das hätte sie nicht fragen dürfen. »Ja, ja«, schrien alle Kinder.

Die Lehrer-Praktikantin war unschlüssig, aber wohl nicht ganz abgeneigt, das Spiel zu wagen. Sie hatte das Rollenspiel offensichtlich mit einer Unbefangenheit geplant, in der sie den Kindern selbst ähnlich war. Das kam ihr jetzt zugute.

Die Kinder waren von der Treffsicherheit ihres Vorschlags überzeugt. Sie hatten im Spiel Wirklichkeit realistisch abgebildet, aber was die Bibel eigentlich wollte, hatten sie nicht spielen können. Ich fand es deshalb nicht schlecht, daß sie unzufrieden mit ihrem eigenen Spiel waren und weitersuchten.

Nun mußte ich mich äußern. Ich blickte auf meinen Sohn. Daran, daß er vor Verlegenheit rot wurde, bemerkte ich meinen eigenen Zustand. Spielen. Rollen spielen. Improvisieren. Sich schnell etwas einfallen lassen. Auf fremde Mitspieler schlagfertig reagieren. Und das vor zwanzig lachenden, begeisterten Grundschülern. Eine Bibelgeschichte. Ein schwieriges, fragwürdiges Gleichnis. Vergebung spielen.

81

Ich darf in aller Bescheidenheit darauf hinweisen, daß ich bereits bei dem Bericht meines Sohnes am Mittagstisch die Fähigkeit bewiesen hatte, nach anfänglichem Zögern und mehrmaligem Herunterschlucken tatkräftige Aktionen zu proklamieren. Die Flucht nach vorn war die einzig mögliche Lösung dieser Situation. So erhob ich mich von meinem Beobachterstuhl, sagte »ja« und schritt unter dem Beifall des Publikums auf die Rollenspielbühne. Die Proklamation großer Sprüche blieb mir allerdings unterwegs in der Kehle stecken. Denn die Studentin verkündete ohne jede Absprache mit den anderen Rollenspielern, man werde dem Gleichnis im Spiel einen anderen Schluß geben, darauf sollten die Kinder genau achten. Ich wurde blaß. Die Kinder hatten mir die Rolle des Königs zugedacht. Einen anderen Schluß?

Die ältere freundliche Lehrerin lag vor mir auf den Knien. Sie rang die Hände, vergrub darin ihr Gesicht, zeigte Reue und Verzweiflung, schluchzte mit bittenden Augen von Weib und Kind. Das gab mir Mut, nun spielte ich mit, zeigte erst Unverständnis, lenkte schließlich ein, um meinem Großmut endlich freien Lauf zu lassen. Wir spielten die Vergebung viel mehr aus als die Kinder, wir kürzten und milderten die gerichtlichen Verhöre und Strafaktionen. Und im Verlaufe dieser Art zu spielen wurde mir immer klarer, wie der Schluß zu verändern sei. Es gab nur eine Möglichkeit – jedenfalls für mich.

»Du hast selbst erfahren, wie glücklich du warst, als dir vergeben wurde!« herrschte ich die ältere freundliche Lehrerin an, mit der ich mich seit zwei Minuten duzte, »warum konntest du deinem Groschen-Schuldner nicht auch die Strafe erlassen?« – Sie senkte den Kopf, verschloß sich, drehte sich halb zur Seite, sah mich bitter und schräg an. »Ich wollte mein Recht!«

Nun mußte der veränderte Schluß kommen. Ich war dran. Alle guckten. Die Mitknechte, die Studentin hinter der Tafel, die kräftigen Knaben und strahlenden kleinen Mädchen. Mein Sohn. Ich mußte meine Rolle spielen. »Erst mal holen wir den Groschen-Schuldner wieder aus dem Gefängnis«, entschied ich, um Zeit zu gewinnen. Die Mitknechte schlossen auf. Zu spät bemerkte ich meinen Fehler: Der Schalksknecht selbst hätte die Befreiungsaktion durchführen müssen. Das wäre eine gerechte Geste der Sühne gewesen. Und dann kam der Augenblick, in dem ich vor aller Augen versagte. Ich wollte Vergebung weiterspielen, durchhalten, konsequent sein, kein wankelmütiger Herr, mal so, mal so, sondern einer, der Vergebung durchsteht und Punkt.

Aber mir fehlten die Worte. Ich wollte dem Schalksknecht sagen, daß er auch in seiner Verfehlung auf Vergebung und Gnade zählen darf, daß er sich schändlich und brutal aufgeführt hat und trotzdem ein Mensch ist, ein Kind Gottes, und daß gerade die doppelte und durchgehaltene Vergebung ihn mehr als alle Gefängnisschmachtereien zu dieser Einsicht und zu diesem Glauben zu führen imstande sei – ich wollte es sagen und stotterte nur, ich hatte überhaupt kein Repertoire, keinen Wortschatz, der mir half. Selbst in große Worte konnte ich mich nicht flüchten, denn das verhinderte die Anwesenheit der Kinder. Mir fehlten auch die Gesten. Sollte ich der älteren freundlichen Dame burschikos-gönnerhaft auf die Schulter klopfen, vertraulich den Arm um sie legen, ihre Verstocktheit durch Über-das-Haar-Streichen lösen? Wir sind ein Volk, das nicht nur unfähig ist zu trauern, sondern auch zu vergeben. Ich stotterte, brachte Wortfetzen hervor, wiederholte mich, machte lange Pausen, bewegte die Hände unbeholfen. Die Lehrerinnen, die erfahrene und die unbefangene, lächelten.

Die Schulklingel erlöste mich. Mit meinem Sohn zusammen ging ich nach Hause. »Du warst trotzdem prima, Vater«, sagte mein Sohn.

83

Steh auf, geh los

Am Samstag gegen Mittag waren die Maurer mit ihrer Arbeit an der Treppe vor der Haustür endgültig fertig. Am Sonntagmorgen riß Johannes von zu Hause aus. Er fuhr langsam, aber zügig, um Entgegenkommenden rechtzeitig und geschickt ausweichen zu können. Keiner sollte bemerken, wie gefährlich es war, sich mit achtzehn Jahren allein auf die Straße zu wagen. Johannes stellte den Kassettenrecorder unter der Decke leise ein. Das beruhigte.

Nach einer Viertelstunde war er in einer Gegend der Stadt, in der man ihn nicht mehr kannte. Da brauchte er keinen fürsorglich tuenden Nachbarn mehr zu fürchten. Unauffällig glitt er dahin. Die Blicke der Menschen enthielten die bekannte Mischung von Mitleid und Ablehnung. Es war also alles in Ordnung.

In der Parkstraße wurde Johannes frecher. Er schaltete den Recorder auf Straßenlautstärke. Seine neuesten Hits zerrissen den bürgerlichen Sonntagmorgen. Da wurden die Blicke strenger. Unter Mitleid und Ablehnung blitzte Böses in den Augen auf. Das tat wohl. Johannes wußte, wie sicher er gegen die Aggressivität der Gestörten geschützt war. Kein Risiko.

Johannes fuhr nicht geradewegs zur Südgasse, sondern machte den Umweg über den Kaiserplatz. Er wußte, daß da die Bordsteinkanten für Rollstühle abgeschrägt waren. Vor der Verkehrsampel mußte er lange stehen. Das Warten ist das Schlimmste, dachte Johannes. Stundenlang, tagelang warten. Warten auf die immer gleiche, müde, milde Stimme, die zum Frische-Luft-Schnappen ermuntern wollte. Die Stimme, die ihn wild machte und nach der er sich doch immer wieder sehnte.

Als die Ampel auf Grün schaltete, fuhr Johannes weiter. Er wußte nur nicht, ob in der Diskothek der Südgasse am

Sonntagmorgen Betrieb war. Natürlich wurde immer ein großer Bogen um fragwürdige laute Kneipen gemacht. Das Schlimmste ist nicht das Warten, dachte Johannes, das Schlimmste ist die Abhängigkeit. Immer zu zweit. Fahren, wohin ich gar nicht will. Stundenlang zum Vogelgezwitscher im Park. Aber im großen Bogen um Diskotheken. Jetzt brauche ich keinen zu fragen. Ich fahre, wohin ich will. In die Südgasse.

Als er anhielt, um Kinoplakate von Sexfilmen in Ruhe zu betrachten, fing es leicht an zu regnen. Das hatte ihm noch gefehlt. Johannes stellte das Radio ab, hoffte, das Tropfen würde gleich wieder aufhören. Aber der Regen wurde stärker. Verdammt. Johannes fuhr schnell weiter. Regenschirme wurden aufgespannt, verdeckten die Blicke. Hast ergriff die Menschen. Ein Rollstuhl auf dem Fußweg wurde plötzlich zum Hindernis. Johannes fuhr extra durch Pfützen, um Laufende naß zu spritzen. Sie schimpften. Das tat wohl.

Auf einmal stand er vor einer riesigen Treppe. Der Regen klatschte auf seine Haare, auf die Hände an den Griffen. Die Decke saugte sich voll Wasser. Er stand unschlüssig. Was war das für eine Treppe?

»Faßt mit an!« forderte eine kräftige Stimme andere auf. Ehe Johannes sich versah, wurde er rückwärts die riesige Treppe hinaufgetragen. Einer öffnete die schwere Tür. Johannes rollte endlich ins Trockene. Aber er kam nicht zum Aufatmen. Johannes rollte in den Dom.

Blicke funkelten von den Kirchenbänken her und senkten sich gleich wieder in Gesangbücher. Johannes wischte sich mit dem Ärmel das Wasser aus dem Gesicht. Die Orgel dröhnte. Er schaute den langen Gang an den Wangen der Bänke entlang nach vorne. Ein Pastor im schwarzen Talar ging vor dem Altar von rechts nach links. Der Gesang endete. Aus dem Lautsprecher kam die salbungsvolle Stimme.

»... aus dem Evangelium des Johannes, Kapitel 5.
Es war ein Fest bei den Juden, und Jesus ...«
Die Farben an den Fenstern sind mir noch nie aufgefallen. Kann ich mich nicht mehr dran erinnern.
»... in Jerusalem beim Schaftor ein Teich,
der heißt Bethesda ...«
Ob sich die Leute so was Sonntag für Sonntag anhören?
»... lagen viele Kranke, Blinde, Lahme ...«
Lahme, Lahme. Die haben ja alle keine Ahnung, was Lahme sind. Die sind selbst alle lahm. Nur sie merken es nicht. Ich, ich muß sie drauf aufmerksam machen.
»... warteten darauf, daß sich das Wasser bewegte ...«
Überhaupt der Pfaffe da vorne. Das Warten ist das Schlimmste.
»Denn der Engel des Herrn ...«
Bla – bla – bla.
»... wer nun zuerst in das bewegte Wasser stieg,
der wurde gesund, welches Leiden er ...«
Das soll nun ein Mensch glauben. Ins Wasser steigen und gesund werden. Ob's draußen noch regnet?
»... ein Mann, der schon achtunddreißig Jahre krank
war.
Als Jesus den liegen sah ...«
Achtunddreißig Jahre. Noch zwanzig, dann bin ich achtunddreißig. Noch zwanzig Jahre?
»... sagte er zu ihm: Willst du gesund werden?«
Gesund – gesund. Ins Wasser steigen und gesund werden. Willst du gesund werden?
»... Herr, ich habe niemand, der mich in den Teich
bringt, wenn das Wasser sich bewegt ...«
Das Warten ist das Schlimmste. Und die verdammte Abhängigkeit. Noch zwanzig Jahre?

»... Jesus sagte zu ihm: Steh auf, nimm deine Schlafmatte und geh los ...«

»... und sogleich wurde der Mann gesund und nahm seine Matte und ging los ...«

»Come tight to me – come tight to me«, plärrte Johannes' Kassettenrecorder, so laut er plärren konnte, in die Kirche hinein. Sofort war die Stimme weg, aber die Blicke von den Bänken waren blitzschnell da, erschrocken, bohrend, verstört. Johannes hielt sie aus und spielte weiter: »Come tight to me – come tight to me«. Nun zischte es von allen Seiten. Hände wurden abwehrend gehoben oder vor die Ohren gehalten. Konfirmanden sprangen auf und grinsten. Der Küster machte sich eilfertig auf den Weg. »Come tight to me – come tight to me«!

Johannes genoß zehn Sekunden lang die Wirkung seines Protestes. Dann fuhr er zur Tür hinaus. Den Küster, der ihm die Tür bereitwillig aufhielt, blickte er nicht an. Die schwere Tür ging langsam hinter ihm zu. Johannes stellte den Recorder ab. Drinnen begann kaum hörbar die Orgel zu spielen.

O Schreck, er hatte nicht an die Treppe gedacht. Er war ja allein. Verdammt. Es ist nicht nur das Warten und das Abhängigsein, dachte Johannes, auch daß sie einem den Rückweg abschneiden. Warum können die keine rollstuhlfreundliche Kirche bauen?

Nun stand er wieder da und mußte warten.

Noch zwanzig Jahre.

Willst du gesund werden?

Die haben ja alle keine Ahnung, was Lahme sind.

... warten, daß sich das Wasser bewegt.

Regnet's noch?

Ins Wasser steigen und gesund werden.

Steh auf, nimm deine Schlafmatte und geh los.

Schon wieder warten.

Noch zwanzig Jahre.

Das Warten und das Abhängigsein.

Jesus sagte zu ihm, steh auf, geh los.

Steh auf, geh los.

Steh auf.

»Sie stehen ja immer noch da!« Es war die gleiche kräftige Stimme von vorhin. Johannes sah sich um. Der Küster kam aus der schweren Kirchentür und ließ ihn vorsichtig Stufe um Stufe die riesige Domtreppe hinunter bis auf den Fußweg. Johannes war ganz verblüfft, aber auch erleichtert. Der Küster kehrte ohne ein weiteres Wort über die große Treppe wieder in den Dom zurück.

Es regnete nicht mehr. Johannes schüttelte die Tropfen aus der Decke, nahm die Griffe in die Hand und fuhr los, Richtung Südgasse. Er lachte fröhlich und pfiff vor sich hin. Er freute sich auch darüber, daß die Fußwege schon fast wieder trocken waren. Die Fußgänger mußten lächeln über den jungen sympathischen Rollstuhlfahrer.

Der Sämann sät die Menschen

Es war einmal eine alte kranke Frau, die war leidlich in einem Heim untergebracht. Eines Tages irrte sie durch den kahlen langen Gang des Altersheimes. Die schwache Beleuchtung erhellte den Flur nur dürftig. Das war der Alten nur recht. Denn sie wollte am liebsten nicht gesehen werden. Der verdammten Fuchsbergerschen wollte sie weglaufen. Beim Essen hieß es: »Nun schlucken Sie mal ein bißchen schneller, Oma. Bei der Fuchsberger geht das viel schneller!« Die Frau drückte sich aus der Haustür. Der kalte Wind pfiff ihr um die Ohren. »Die Fuchsberger ist noch viel besser auf den Beinen, dabei ist sie drei Jahre älter!« Die alte Frau rannte über den viel zu hellen Hof, verschnaufte im Schatten einer Eiche, hetzte dann hinüber auf die andere Seite der Schnellstraße. Kurz hinter dem Mittelstreifen stolperte sie und brach zusammen. Ein Auto konnte mit quietschenden Reifen gerade noch rechtzeitig bremsen. Die Alte wurde in ein Sanitätsauto geschoben. »Das Buch«, murmelte sie, »das Buch!« Der Beifahrer öffnete ihr karges Handtäschchen. »Schlag auf, lies vor!« Der Beifahrer las die Stelle, an der das rote Band lag.

»Es ging ein Sämann aus, zu säen seinen Samen. Und indem er säte, fiel etliches an den Weg und wurde zertreten, und die Vögel unter dem Himmel fraßen es auf.«

»Zertreten, zertreten«, murmelte die Alte noch, »zertreten.«

Es war einmal ein Italiener, der konnte leidlich deutsch sprechen. Eines Tages erhielt er einen Kündigungsbrief. Wenn seine Aufenthaltserlaubnis nicht ablaufen sollte, brauchte er wieder Arbeit. Aus dieser Überlegung heraus und wegen der Tränen seiner Frau, wenn das Wort »Sizilien« fiel, begann er den zermürbenden Wettlauf. Er lief zum Arbeitsamt, wurde bei Personalchefs vorstellig, wandte sich an die Gewerkschaft, holte sich Rat in caritativen Organisationen, stand stundenlang auf dunklen Fluren Schlange, verbeugte sich vor Schreibtischen, trieb sich in Kneipen herum, versuchte, Amtsdeutsch auf Formularen zu verstehen, war nur mit Mühe noch einmal zum Arbeitsamt zu bewegen, schleppte sich ohne Hoffnung über volle Straßen, konnte kotzen beim Anblick überfüllter Schaufenster von Feinkostläden und brach direkt vor dem Schreibtisch im Büro des Ausländeramtes zusammen, als man ihm vorsichtig klarmachte, daß er endgültig ...

»Das Buch«, murmelte der Italiener, als er auf der Trage zum Fahrstuhl gebracht wurde, »das Buch.« Der Zivildienstleistende zog es ihm aus der inneren Jackentasche. »Schlag auf, lies vor!« Der junge Mann las die Stelle, an der noch das rote Band lag.

»Und etliches fiel auf den Fels, und als es aufging, vertrocknete es, weil es keinen Saft hatte.«

»Vertrocknete es, vertrocknete es«, murmelte der Italiener noch, »vertrocknete es.«

Es war einmal ein junger Sachse, dem hatte man eine leidliche Arbeitsstelle besorgt und eine Wohnung im 6. Stock zugewiesen. Die Arbeit war gut, aber die Arbeitskollegen redeten nicht mit ihm. Die Wohnung war bequem, aber er kannte nicht seine Nachbarn. Seine Familie lebte noch in Sachsen, er war allein mit einem Paddelboot geflohen. Freunde hatte er keine gefunden. Ganz zu schweigen von einer Freundin. Er wußte wohl, daß er ein stiller, verschlossener Typ war. Aber diese quälende Einsamkeit enttäuschte und verbitterte ihn. Eines Tages mietete er sich einen gelben Opel und fuhr in den Frühlingswald. Auf einem stillen Seitenweg stellte er das Auto ab. Er schloß sorgfältig Fenster und Türen und schluckte mit eisernem

90

Willen Unmengen Schlaftabletten und Wasser. Durch einen Zufall sah ihn später ein Liebespaar da im Auto liegen. Dem Mann gelang es, die linke Tür aufzubrechen. Als der Sachse auf dem Waldboden lag, fing er an zu sprechen. »Das Buch«, murmelte er schwach, »das Buch.« Der Mann fand es im Handschuhfach. Das rote Band lag immer noch an derselben Stelle.

»Und etliches fiel mitten unter die Dornen. Und die Dornen gingen mit auf und erstickten es.«

»Erstickten es, erstickten es«, konnte der Mann noch sagen, »erstickten es.«

Wo wohnst du? In Recklinghausen im 7. Stockwerk? Im Reihenhaus in Winsen an der Luhe? Hast du ein Einfamilienhaus im Grünen? Wohnst du in einem Bauernhaus? Paß gut auf! Leg dich jetzt nicht schlafen, schalte nicht den Fernseher ein, beginne noch nicht das Abendbrot. Denn da kommt jemand die Straße entlang, über den Hof, durch den Vorgarten, die Treppe rauf. Ein Landstreicher ist es, ein richtiger Landstreicher mit schmuddeligem Hut, unrasiert, glasige Augen, speckiger Kragen, zerschlissener Mantel, ein richtiger Landstreicher. Er kommt, er kommt zu dir. Gleich wird er klingeln, klopfen, rufen. Paß auf. Bleibe nicht gleichgültig wie sonst, wenn ein Fremder kommt. Krame nicht deine bekannten abweisenden Formeln zusammen, sondern hüte dich. Arroganz ist überhaupt nicht angebracht, fürchten solltest du dich vor ihm, dem Zerlumpten, dem Hungrigen, dem Dreckigen, dem Durstigen. Denn er hat das Buch. Der Zufall spielte es ihm in die Hände. Und er hat nicht nur das Buch, er liest auch drin, und er glaubt daran. Direkt vor deiner Tür bleibt er stehen, zieht das Buch aus dem Mantel und liest auf der Seite mit dem roten Band.

»Und etliches fiel auf ein gutes Land, und es ging auf und trug hundertfältige Frucht«, liest der hungrige Landstreicher. Dann klingelt er, klopft er, ruft er.

Im Sinn hat er das Wort, in den Augen steht seine Frage, aber Hoffnung, Hoffnung hat er kaum.

Ja, und dann kommst du.

Elias Wahltag

Das ganze Land fieberte vor dem spannenden Wahltag im Mai. Die führenden Parteien lagen Kopf an Kopf im Rennen um die Gunst der Wähler. Ein ganz knapper Wahlsieg wurde prophezeit. Nur wenige Stimmen würden den Ausschlag geben, um einer Partei den Sieg und damit die Regierungsmehrheit zu sichern.

Der rührige und erfinderische Ahab hatte da eine Idee. Er rief seinen alten Freund Elia an. »Wie geht's, alter Knabe?« Elia war überrascht, erfreut, geschmeichelt über den leutseligen Anruf des Parteivorsitzenden, seines alten Freundes. »Du könntest uns mal ein bißchen helfen, ich hab' da eine Idee«, fuhr Ahab fort, »paß auf, was ich dir sage ...«

Als das Gespräch zu Ende war, legte Elia den Hörer nachdenklich wieder auf. Die zwei jungen Schwestern neben der Telefonzelle waren damit beschäftigt, miteinander zu tuscheln und zu kichern. So bemerkten sie nicht den roten Kopf und die Verwirrung des Elia. Das war ihm sehr recht. »Wir kommen groß raus, wenn wir gewinnen«, hatte Ahab zu ihm gesagt, »und du kannst 'ne Menge dazu beitragen!«

Ihr alter Lehrer in der Schule hatte so einen Tick gehabt. Wenn er Geschichten erzählte, pflegte er einige Schüler nach vorne zu holen und wie Marionetten als die Helden der Ereignisse aufzustellen. Als er einmal aus dem Alten Testament erzählte, mußten die beiden Freunde den König Ahab und den Propheten Elia darstellen. Seit dem Tag hatten sie beide ihren biblischen Spitznamen.

Ganz in Gedanken ging Elia durch die nüchternen langen Flure und Treppenhäuser. Er war ein oft unschlüssiger Mensch und ließ sich gerne treiben, angestoßen von den Ideen anderer Menschen. »Wo bist du denn so lange gewesen?« fragte ihn sein Kollege, als er die Station betrat, in der er Dienst hatte, »der Chef hat nach dir gerufen!«

»Also, Sie wissen ja, daß heute Wahltag ist«, leitete der Chef seine Ausführungen ein, »ich habe mich überzeugen lassen, daß es für den Wahlvorstand ungünstig ist, von Station zu Station selbst seinen Weg zu suchen. Besser ist es, ein Kenner unseres Hauses begleitet den Wahlvorstand mit der Urne auf seinem Weg. Ich halte den Vorschlag, Sie mit dieser Aufgabe zu betrauen, für ausgezeichnet ...«

Donnerwetter, das hat Ahab schnell eingefädelt«, dachte Elia und hatte keine Argumente, dem Chef zu widersprechen. Elia zog seinen weißen Kittel aus und holte unverzüglich seine Sachen aus der Station ab. Als er hinüber zum Haus Bethesda ging, läuteten die Glocken der kleinen Kapelle. Elia fiel ein, daß er noch genug Zeit hatte, um gemächlich an der Andacht teilzunehmen. Die Ruhe konnte er wohl brauchen. Verlangte Ahab Unredliches von ihm oder nur den Einsatz eines verantwortungsbewußten Bürgers?

Der Anstaltspfarrer las eine alttestamentliche Erzählung vor: »Der Herr sprach zu Elia: ...« Blitzschnell wandten sich die Köpfe nach ihm um, teils interessiert, teils neugierig, teils offen lachend. Elias Verwirrung erhöhte sich. Gerade heute konnte er ein öffentliches Interesse an seiner Person nicht brauchen. Wenn Ahabs Plan gelingen sollte, mußte alles unauffällig, reibungslos, wie nebensächlich vor sich gehen. Er lächelte gequält zu denen zurück, die beim Nennen seines bekannten Spitznamens den Kopf nach ihm gedreht hatten.

»Gehe in das Dorf Sarepta und quartiere dich bei einer Witwe ein. Sie wird dich versorgen. Das tat Elia. Aber bald wurde der Sohn der Wirtin todkrank. Kaum ging noch sein Atem. Die Wirtin schimpfte auf Elia: Du willst ein Mann

94

Gottes sein? Du bist mir wohl geschickt worden, damit aufgedeckt würde, daß ich nur ein schwaches und fehlerhaftes Weib bin. Dafür wird nun mein Sohn getötet! Elia sprach zu der Wirtin: Gib mir deinen Sohn! Er nahm ihn ihr aus den Armen, ging nach oben im Haus, legte ihn auf sein Bett und rief den Herrn an: Herr, mein Gott, willst du den Sohn der Witwe, bei der ich zu Gast bin, töten? Herr, mein Gott, gib, daß dieses Kind wieder zu sich kommt! Und der Herr erhörte die Stimme Elias. Und das Kind kam wieder zu sich und wurde lebendig. Elia nahm das Kind auf den Arm, trug es hinunter, gab es seiner Mutter und sagte: Siehe da, dein Sohn lebt! Und die Frau sprach zu Elia: Nun erkenne ich, daß du ein Mann Gottes bist, und des Herrn Wort in deinem Mund ist Wahrheit.«

Die andächtige Anstaltsgemeinde hatte sich längst wieder dem Pfarrer zugewandt. Der Pfleger mit dem Spitznamen Elia bemerkte von dem weiteren Verlauf der Andacht nichts mehr. »... ein Mann Gottes ...«, mußte er immer denken, »und des Herrn Wort in deinem Mund ist Wahrheit.«

Der Wahlvorstand des Anstalts-Wahlbezirkes traf sich in der Eingangshalle von Bethesda. »Herr X, Schriftführer mit den Stimmzetteln, Frau Y, sie führt das Wählerverzeichnis, Herr Z mit der versiegelten Wahlurne... Wie schön, daß Sie uns durch die verschiedenen Häuser führen wollen. Wir sehen die Anstalt immer nur von außen und kennen uns hier überhaupt nicht aus. Auf welcher Station fangen wir denn an?« – »Hier, bitte schön, nur eine Treppe hinauf. In dieser Station sind etwa zwanzig alte Frauen untergebracht, die trotz allerlei Gebrechen doch noch einigermaßen ...«

Elia hatte es am Anfang leichter, den Auftrag Ahabs auszuführen, als er geahnt hatte. Die alten Frauen waren ja so ratlos, so hilflos, so unsicher, so unschlüssig beim Wählen. Und doch wollten sie ihrer staatsbürgerlichen

Pflicht nachkommen. »Na, Oma«, gab sich Elia leutselig, »einfach hier oben ein Kreuz machen, so, ausgezeichnet, das wäre schon geschafft. Wollen Sie sich da gleich anschließen? – Ja, wenn Sie wollen, gleich da oben, sehen Sie, ein Kreuz ist doch nicht schwer! – Haben Sie sich auch genau überlegt, was Sie wählen wollen? Gleich das erste beste, so ist's recht. – Sie wissen nicht genau? Ob es die Deutsch-Nationalen noch gibt? Nein, aber wählen Sie doch hier gleich die erste Partei!«

Alles war leichter als Elia gedacht hatte. Willig ließen sich die zittrigen Hände den Stift führen. Einige setzten zielbewußt ihr Kreuz weiter unten. Sie wußten, was sie wollten. Aber das waren nur wenige. Reine Ausnahmen.

Herr X, Frau Y und Herr Z waren im Eifer ihres wichtigen Amtes damit beschäftigt, ordnungsgemäß Stimmzettel zu verteilen, das Wählerverzeichnis zu kontrollieren und abzuhaken, den Alten die Urne vor die Nase zu halten und beim Hineinschieben des Stimmzettels zu helfen. »Eine hundertprozentige Wahlbeteiligung haben wir hier«, strahlte Herr Z.

Elia atmete auf. Der blendende Erfolg gab seiner Methode recht. »Ein mobiles Wahllokal«, gab er insgeheim Ahab recht, »hat doch seine Vorteile.« Elia öffnete die Tür zum Aufenthaltsraum der Station Siloah. »So, jetzt wird gewählt!« rief er in die Runde der klapprigen alten Männer, die vom Pflegepersonal im Sonntagsstaat aufgeputzt seit Stunden auf das große Ereignis gewartet hatten, das die Langeweile ihres täglichen Einerleis unterbrechen sollte. »Aber gut überlegen! Alter schützt vor Torheit nicht!«

»Achtung!« rief Albert, der als Wortführer der Männer von Siloah bekannt war, aber immer nur Bruchstücke von Sätzen sagte, »Augen rechts! Mann Gottes kommt!« Alles grinste. Elia sah Albert fragend an. »Lautsprecher. Geschichte im Lautsprecher!«

Elia begann seinen Rundgang von Wähler zu Wähler.

96

Spürte er nicht das Knistern in diesem Raum? Bemerkte er nicht, wie seine schulterklopfenden Sprüche schal und abgeschmackt blieben? Daß der erste am großen Tisch durch Elias sanften Druck in Verlegenheit gebracht wurde und fast wie entschuldigend aufschaute, bevor er sein Kreuz doch an *seine* Stelle setzte? Daß Albert Elia mit den Blicken verfolgte und heimlich über seine Schulter zu schauen versuchte?

Elia bemerkte von all dem nichts. Im Gegenteil. Als er bei einem Blick in das Wählerverzeichnis zufällig den Namen »Grundmann, Herbert« las, kam ihm plötzlich ein ganz verwegener Gedanke. »Ach, den hätten wir fast übersehen«, flüsterte er beiläufig und dezent Frau Y ins Ohr, ließ sich einen Stimmzettel geben und ging auf eine Gruppe von Männern zu, die hinten in der Nähe des Fernsehapparates saßen. Ein Alter, der wie apathisch dasaß, wachte erstaunt auf, als er sein Kreuz ganz oben wiederholen sollte, »... weil da was nicht gestimmt hat ...« oder so ähnlich, murmelte Elia.

Elia faltete den fraglichen Stimmzettel und wollte ihn gerade in die Urne werfen, da hörte er plötzlich seinen Namen rufen: »Elia! Elia!« Er drehte sich um. Albert stand da, hatte Frau Y das Wählerverzeichnis aus der Hand genommen, hielt es hoch vor aller Augen und rief: »Elia, siehe da, dein Sohn lebt!« Mit dem Finger zeigte er in das Verzeichnis. »Grundmann, Herbert. Vorgestern erst beerdigt. Heute wählen. Wieder zu sich gekommen. Siehe da, dein Sohn lebt!«

Es spricht für Elia, den Pfleger, daß er keine zähflüssigen Versuche der Rechtfertigung unternahm. In der atemlosen Stille zerriß er den gefälschten Stimmzettel vor den Augen des ahnungslosen Wahlvorstandes und rannte aus der Tür. »Mann Gottes«, schrie ihm Albert nach, »in deinem Mund ist Wahrheit!« Dieser Ausruf löste ein brüllendes Gelächter der Alten aus, das den Flüchtenden durchs

97

Treppenhaus verfolgte. Als Elia unten aus dem Haus kam, beugte sich oben Albert triumphierend aus dem Fenster.

Elia ging leise in die dunkle Kapelle. In ihrem Schweigen war er ganz allein. Lange saß er mit geschlossenen Augen. Seine Spannung löste sich allmählich. Wenn er an Albert dachte, spürte er eigentlich keine Wut mehr, sondern mehr Erleichterung. – Den eigenartigen Auftrag war er los. Der Wahlvorstand würde schon allein durchfinden.

Elia war auf dem Wege, wieder zu sich selbst zu kommen. »Nun erkenne ich, daß du ein Mann Gottes bist, und des Herrn Wort in deinem Mund ist – Wahrheit.«

Falsch Zeugnis und Kruzifix

Stellen Sie sich vor: Da steht ein Junge mit hängendem Kopf vor seiner Lehrerin. Irgend etwas ausgefressen hat er, vielleicht die Diktatberichtigung nicht angefertigt, seinem Nachbarn heimtückisch das Heft beschmiert und was dergleichen schuleigene Verfehlungen mehr sind. Aber auf jeden Fall hat er gelogen. Und das ist der Grund, weshalb die Lehrerin seinen Fall nicht wie üblich vor der ganzen Klasse behandelt, mit Erklärungen, Mahnungen, Drohungen, Strafen, wie das Lehrer und Schüler zu erfahren gewohnt sind. Nein, hier heißt es: Bleib nach der Stunde noch mal einen Augenblick hier. Über die Angelegenheit wollen wir beide ganz allein mal reden.

Und nun stehen sie beide da, und die Verlegenheit treibt ihnen das Blut ins Gesicht, beide stottern und sind unsicher, die Lehrerin muß was sagen, und der Bub will lieber schweigend alles über sich ergehen lassen, und doch wissen beide ganz genau, worum es geht: Es geht um die Wahrheit.

Die Lehrerin sagt dem Jungen auf den Kopf zu, daß er gelogen hat. Der Junge bestreitet seine Lüge nicht, ist aber durch die Feststellung dieses Tatbestandes keineswegs so erleichtert oder befreit, wie die Lehrerin insgeheim gehofft hatte. Einmal gelogen, nun ja, es wird viel gelogen: Geh ans Telefon und sag, ich wäre nicht zu Hause, bei der Eisenbahn gehst du noch für unter zwölf Jahre durch, Oma darf das aber auf keinen Fall erfahren, wer immer Kaba trinkt, kann immer fröhlich sein, im Spiel gegen Bayern München geht es um Leben und Tod – alles gelogen von vorn bis hinten, alles bekannte, gewohnte Spielarten der Lüge: Verdrehungen, Verleugnungen, Übertreibungen, Verschweigungen, Manipulationen mit Sprache.

99

Man muß doch immer die Wahrheit sagen! In diese allgemein akzeptierte Lebensregel flieht endlich die Lehrerin. Das achte Gebot fällt ihr noch ein. Du sollst nicht falsch Zeugnis reden wider deinen Nächsten. Aber ein religiöses Wort sagt einem nicht religiös sozialisierten Jungen gar nichts. Und in dieser Situation würde es nur dazu dienen, die sowieso fadenscheinige Lebensregel in religiöse Höhen zu tragen und dann um so tiefer in den Abgrund der erkannten Unsinnigkeit stürzen zu lassen. Man muß nicht, man kann nicht immer die Wahrheit sagen. So entläßt die Lehrerin den Buben wieder, mehr unzufrieden mit sich selbst als mit dem Kind.

Nun wollen wir uns wieder vorstellen, die Lehrerin gehe zwei Tage später zum Gottesdienst in die Kirche. Mancher mag zwar bezweifeln, ob Lehrer überhaupt zur Kirche gehen, aber wer das meint, hat wohl ein Vorurteil gegen Lehrer, vielleicht selber pädagogische Konflikte der eigenen Schulzeit nicht ganz verarbeitet. Lassen wir also die Lehrerin erstens zur Kirche gehen und zweitens dort nach der Ankündigung der Evangelienlesung Johannes 14 in der Kirchenbank stehend das Wort hören: »Jesus spricht zu ihm: Ich bin der Weg, die Wahrheit und das Leben. Niemand kommt zum Vater denn durch mich.« Wenn diese zwei Voraussetzungen über den Fortgang unserer Geschichte zutreffen, ist es vielleicht gar nicht so verwegen, anzunehmen, daß die Lehrerin bei dem Wort »Wahrheit« aufhorcht, vielleicht sogar zusammenzuckt und dann nichts weiter von dem Gottesdienst mitkriegt, sich eventuell sogar während der Predigt bei abschweifenden Gedanken ertappt.

Sie denkt an die erbärmliche Situation vorgestern in der Schule, erbärmlich, weil sie den Wert und den Anspruch der Wahrheit nicht vermitteln konnte, jedenfalls nicht so, daß es den Jungen, der gelogen hatte, überzeugte.

Und das Wort von der Wahrheit, das sie soeben von Jesus gehört hat, drängt sich nun in das Problem zwischen ihr und dem Schüler hinein.

Aber ihr erster Gedanke ist eigentlich der: Wahrheit am Sonntag hat mit Wahrheit am Freitag nichts zu tun, Kirche und Schule sind getrennte Welten. Und dann wundert sie sich, daß die Erklärung der Unvereinbarkeit ihr gleich als erstes einfällt, offensichtlich ist dieses ein eingefahrenes und ausgefahrenes Gleis des Denkens: Naja, in der Kirche der Pastor hat gut reden, das wirkliche Leben ist ganz anders.

Was die Lehrerin nun nicht ruhen läßt, muß nicht eine befremdliche Frömmigkeit sein, sondern die Erkenntnis der gleichen Sprachregelung: In beiden Fällen ging es doch um »Wahrheit«. Die Lehrerin forderte: Du mußt immer die Wahrheit sagen! Jesus sagte: Ich bin die Wahrheit. Sollten beide von verschiedenen Dingen gesprochen, aber das gleiche Wort benutzt haben? Wenn Jesus selbst die Wahrheit ist, überlegt die Lehrerin, hätte er an ihrer Stelle, anstelle der hilflosen und unsicheren Frau, ganz anders mit dem Jungen reden können. Ich ahne und vermute nicht nur, was wahr war, hätte er sagen können, ich brauche die Wahrheit weder aus dir herauszufragen noch dir auf den Kopf zuzusagen, hätte er sagen können, ich kenne nicht nur die Wahrheit, ich bin selbst die Wahrheit.

Um Gottes willen, erschrickt die Lehrerin vor ihren eigenen Gedankensprüngen, ein solcher Jesus hätte den Jungen nur noch mehr blockiert. Ich bin die große, mächtige, absolute Wahrheit, und du bist so ein armes Würstchen von Schüler mit hängendem Kopf. Der Junge hätte seinen Kopf abwehrend nur um so tiefer zwischen die Schultern gezogen, die Hände in die Hosentaschen gebohrt und sich von Jesus eher umhauen als überzeugen lassen.

»Liebe Gemeinde, schaut auf Christus!« ruft auf einmal

der Pastor von der Kanzel und weist mit der ausholenden Geste seines Talars auf das große Kruzifix über dem Altar. »Das ist ja der Jesus, der von sich gesagt hat, daß er die Wahrheit ist: ans Kreuz genagelt an Händen und Füßen, erbärmlich, wirklich erbärmlich, und den Kopf läßt er tief hängen, tief bis in den Tod. Dieser gekreuzigte Jesus hat das Wort von der Wahrheit gesagt, er ist die Wahrheit – und er ist tot. Oder: Er ist die Wahrheit – darum mußte er sterben.« Und auf einmal erkennt die Lehrerin, daß die Vorstellung von dem Jesus, der von dem Buben Rechenschaft über sein Verhalten verlangt, ganz falsch ist, daß Jesus vielmehr an die Stelle oder an die Seite des Buben tritt, wenn es sein muß auch gegen die Lehrerin, daß Jesus auch für ihn und seine Sünden, seine Schwächen gestorben ist. Und das ist Jesu Wahrheit. Jesu Wahrheit ist nicht identisch mit den Ansprüchen und Lebensregeln der Pädagogen, der Erwachsenen. Seine Wahrheit ist Liebe für die Schwachen, seine Wahrheit ist Vergebung für die Schuldigen.

Die Frau sieht sich in der Kirche um, soweit es unauffällig möglich ist, den Kopf zu drehen. Es könnte ja sein, daß er mit seinen Eltern – aber das ist ja ganz unwahrscheinlich. So eine Familie ist das nicht, die sonntags gewaschen und gekämmt und die Gesangbücher in der Hand den Weg zur Kirche macht. Vielleicht vorne bei den Konfirmanden, die nur mit Mühe ihrer Langeweile während der Predigt Herr werden? Auch da nicht.

Die Lehrerin seufzt, denn wenn der Junge das christliche Wort von der Wahrheit auch gehört hätte, gäbe es einen Funken Hoffnung, daß das Wort wirken und Frucht bringen könnte und daß der Junge wenigstens ein Minimum dessen erfahren haben könnte, was der Lehrerin in diesem Gottesdienst durch den Kopf gegangen ist.

Da er aber nun wirklich nicht da ist, bleibt es auf ihr selbst hängen. So etwas ist verdammt schwer für eine

Lehrerin. Ein Pastor, der hat es da leichter. Dem nimmt man es ab, wenn er von Jesus Christus, von Kreuzestod und Auferstehung, von Schuld und Vergebung spricht, bei ihm ist man das gewöhnt. Die Lehrerin aber ist auch nicht eine, die unbefangen zu dem Jungen von dem Herrn Jesus reden könnte, der doch am Kreuz gelitten hat bis zum Tod und der auch uns – nein, so reden Leute in Sekten, denen man diese Sprache glaubt, weil man sie ihnen zugleich verzeiht. Einen Ausweg gibt es: den Religionsunterricht.

Nun tut es der Lehrerin doppelt leid, daß man im neuen Schuljahr den Religionsunterricht mal wieder weggekürzt hat. Deutsch und Mathematik wäre wichtiger, wird gesagt. An das Wahrheitsproblem, an den Jungen, der gelogen hat, hat damals keiner gedacht. Daß man eine legitime Gelegenheit braucht, in der sich Lehrer und Schüler über Wahrheit und Vergebung verständigen können.

Der Pastor spendet den Segen, die Frau geht nach dem Gottesdienst nach Hause, sie hat es aufgegeben. Vom Zufall gesteuert kommt ihr plötzlich derselbe Schüler auf der Straße entgegen. Oder sollte man es ein Wunder nennen? Egal, aus welchen Motiven wir dem Unwahrscheinlichen folgen, wir können doch annehmen, daß die Lehrerin flink die Gelegenheit ergreift und den Jungen, der sich mit rotem Kopf wie unauffällig an ihr vorbeidrücken will, anspricht: Warte mal!

Ich muß aber gleich zum Fußball, sagt der Junge, und die Lehrerin kramt ihre letzten Fußballkenntnisse zusammen, um die richtigen Fragen stellen zu können. Und wie beide nebeneinander auf der Straße gehen, ist alles ganz anders als vorgestern im verbrauchten Schulmief. Er erzählt und ist offen und denkt weder an Lüge noch an Schuld. Nach einer Weile wagt die Lehrerin, ihn auf seine Lügen anzusprechen, und der Junge kann erzählen, warum er gelogen hat, wie es dazu gekommen ist, wie ihm

103

kein anderer Ausweg eingefallen ist, daß er sich aber auch gar nicht so viel beim Lügen gedacht hat.

Und die Lehrerin fragt sich auf einmal wie Pilatus: Was ist Wahrheit? Wenn sie den Jungen bestraft, obwohl er sich beim Lügen nicht so viel gedacht hat, was ist dann Wahrheit? Wenn sie beim Zensurenverteilen schlaflose Nächte hat, und dem einen gibt sie schließlich eine 4, dem anderen eine 5, was ist dann Wahrheit? Wenn Politiker für oder gegen ein Gesetz sind, wenn im pluralen Streit Meinung gegen Meinung steht, wer kann dann für sein Interesse die Wahrheit behaupten? Wenn Evangelische und Katholische, Progressive und Evangelikale um ihren Glauben ringen, wer kann dann die Wahrheit in Anspruch nehmen? So differenziert die menschliche Wahrheit und Wirklichkeit sich zeigt, so fest verbürgt uns der Gekreuzigte Gottes Wahrheit in der Liebe für die Schwachen, in der Vergebung für die Schuldigen.

Und die Lehrerin braucht auf einmal keine fadenscheinige Lebensweisheit zu reproduzieren, sondern versteht die Lage und verzwickte Situation des Jungen und kann sagen: Du hättest nicht zu lügen brauchen, wenn du etwas mehr Mut gehabt hättest. – Mut? fragt der Junge ungläubig. Ja, sagt die Lehrerin, manchmal braucht man verdammt viel Mut, um die Wahrheit zu sagen. Sie denkt dabei an die vielen Menschen, auch Christen, die Zivilcourage bis in den Tod hinein aufgebracht haben, um unbequeme Wahrheiten aus dem Reich der Lüge oder des Schweigens herauszuholen.

Und Sie, fragt auf einmal der Junge die Frau, haben Sie den Mut? – Ich wünschte es, antwortet die Lehrerin leise. Sie denkt an Jesus, der für uns am Kreuz hängt, und an Christus, der für uns auferstanden ist. Tschüs, sagt sie schnell, und schieß viele Tore! Und beide können wieder lachen.

104

Bericht des Küsters Alfred H.

vorm Kirchenvorstand der Gemeinde Meierlingen am 6. Mai 1979 zu Tagesordnungspunkt Nr. 3 betr. Durchzug des Demonstrationszuges.

Ich will gleich zugeben, daß ich auch für die Kernenergie bin. Genau wie Sie vom Kirchenvorstand. Sie haben ja auch Angst davor, daß eines schönen Tages die Lichter ausgehen, weil uns die Ölscheichs den Hahn zudrehen. Damit Sie mich recht verstehen und nicht entgegen anderslautender Gerüchte. Was in der Zeitung gestanden hat über »Mißachtung eines ordnungsgemäßen Kirchenvorstandsbeschlusses«, das ist sowieso von vorne bis hinten gelogen. Also ich habe das Gemeindehaus trotz des Beschlusses, den Sie gefaßt haben, für die Leute aus dem Protestzug aufgeschlossen. Das will ich gar nicht beschönigen. Aber daß ich gesagt haben soll, der Kirchenvorstand kann mich – daß ich gesagt haben soll, der Kirchenvorstand kann mich mal den Puckel runterrutschen, das ist eine üble Verleumdung. Die sollen ja nicht glauben, wen sie vor sich haben.

Aber ich will der Reihe nach erzählen. Wie ich an dem Nachmittag vorne am Tor stehe, kommen schon die ersten aus Garleben an. Ich denke, das ist so eine wilde Horde, aber es waren bloß sechs bis sieben Mann auf alten bunten Fahrrädern mit Fahnen und Schildern »Kampf dem Atomtod«. Zwei Mädchen waren wohl auch mit dabei mit langen Haaren und Jeanshosen, wie sie heutzutage so rumlaufen.

Ich sage, daß sie nicht ins Gemeindehaus kämen. Wegen Rauchen. Und wir haben erst vor zwei Jahren frisch tapeziert und letzte Woche die Fenster geputzt, und der Kirchenvorstand hätte das sowieso beschlossen, habe ich ordnungsgemäß gesagt, und sie sollten sich woanders einquartieren, vielleicht bei Dreschers Wilhelm seiner Scheune, wenn der die hergibt. Und dann kam auch schon der Herr Pastor aus dem Pfarrhaus und hat alles bekräftigt, nicht wahr, Herr Pastor? Ich habe das alles ordnungsgemäß gesagt.

Na, aber dann legten die los. So was nennt sich Kirche, haben sie geschimpft. Erst wäre das Gemeindehaus für die Übernachtung zugesagt, und sie hätten sich darauf verlassen. Wir von der Kirche müßten gerade gegen Atomkraftwerke sein und uns für die Menschen einsetzen. Da war so ein Bärtiger mit einem Schlapphut, der fragte mich, ob wir etwa mit den Friedhofsgebühren ein Geschäft machen wollen, wenn das Ding da in die Luft gehen täte. Dem hab' ich's aber gegeben. Ich habe ihm gesagt, wenn Sie glauben, Sie hätten einen Idioten vor sich, da sind Sie gerade an den Richtigen gekommen!

Inzwischen waren das aber viel mehr geworden, die von dem Demonstrationszug ankamen. Mit Kinderwagen rollten sie an, mit so alten Handwagen, mit alten Volkswagen und Treckern, da waren welche aus Gerlow und Lützow, aus Dunnenberg und Hagelsberg, aus Lunenburg und Harenburg, Junge und Alte, Frauen und Mädchen, Kinder und Babies, Bauern und Studenten, mit Fahnen und Schildern, Transparenten und Spruchbändern, einer sah aus wie ein Zahnarzt mit seinem Kittel, einer wie ein Schornsteinfeger mit Zylinder. Da war vielleicht was los. Und alles drängte auf den Kirchhof, aber ich stand da im Tor und ließ keinen durch und hatte die Schlüssel zum Gemeindehaus in der Tasche. Herr Pastor war ja auch da, stimmt's, Herr Pastor?

Indem will es das Pech, daß ausgerechnet Kösters Emmi ankommt und dem Herrn Pastor mitteilt, daß Sonnemeyers Werner mit seiner Maschine tödlich verunglückt ist. Da mußte der Herr Pastor ja sofort zu Sonnemeyers

106

Mutter. Das war ein Schlag für sie. Und nun stand ich da alleine. Was sollte ich tun?

Hinten sprangen sie schon über die Mauer, und wie wir noch so reden, haben sich welche auf dem Anhänger aufgestellt, die riefen im Sprechchor »Der lange Rede kurzer Sinn – wir kommen in die Kirche rin!« Was sollte ich tun? Da stand mich der Schweiß auf der Stirn, das kann ich Ihnen sagen. Von wegen Saustall hinterlassen. Jedes Stückchen Papier haben die am nächsten Morgen aufgehoben, und sogar den Hof hat der Bärtige geharkt. Da sollen die, die mich deswegen angreifen, sich erst mal auf ihrem eigenen Hof an ihre eigene Brust fassen.

War aber nichts zu machen, ich blieb stur. Ich sagte zu mir, weißte, was das beste ist? Überhaupt nicht ignorieren! Da haben sie es mit Gut-Zureden versucht. Da haben sie so einen Älteren vorgeschickt. Der klopft mir auf die Schulter und fragt mich in ganz ruhigem Ton, was er wohl für einen Beruf hätte. Dreimal dürfen Sie raten. Na, ich überlege und sage Bauer und Rentner und Kaufmann und Maurer, aber der lacht und sagt, alles falsch, er wäre – Nun springt eine junge Frau dazwischen und will mir unbedingt einen Witz erzählen. Der geht so: Eine Hausangestellte fragt die Frau, ob sie Urlaub kriegen kann, um ihren Verlobten zu treffen. Fragt die Frau, was ist er denn von Beruf? Sagt das Mädchen, er ist bei der Kirche. – Oh, ein Pastor? – Nein, er fegt die Kirche und läutet die Glocke. – Küster? – O ja, oft und heimlich, aber eigentlich immer sehr leidenschaftlich! sagt sie errötend.

Wie die den Witz erzählte, mußte ich lachen. Die haben alle gelacht, alle die da rumstanden und warteten. Auf einmal höre ich hinter mir so ein Tuckern. Ich drehe mich um, da kommt der Trecker hinten um die Kirche rumgefahren. Die hatten das große Tor einfach ausgehängt, am nächsten Morgen haben sie es wieder reingehängt, und fahren direktement vor das Gemeindehaus. Ich wollte was sagen, aber ich kam überhaupt nicht zu Wort. Oben auf dem Anhänger stehen so Stücker zehn junge Leute, und einer hat so eine Flüstertüte in der Hand und sagt ganz laut: »Ihr Männer von Israel, hört diese Worte!«

Ich wußte erst gar nicht, was er wollte. Das wußte wohl keiner zuerst, wie der da sagt, ihr Männer von Israel. An dem Anhänger hatten sie ein Bettlaken bemalt. Da stand drauf »Jugendgruppe Garleben gegen Atomkraft – nein danke« oder so ähnlich. Die waren das.

Der eine sagte »Wir führen das Pfingstspiel auf!« Da waren alle mucksmäuschenstill. »Ihr Männer von Israel!« fuhr nun der Ansager fort, »zu allererst kommt das Brausen vom Himmel.« Keiner wußte, wie die das meinten, bis die alle ihre Hände an den Mund legten und immer so hö-hö-hö machten, daß es richtig so wie ein Brausen war. »Und jetzt kommt der Sturm!« Auf einmal schwanken die oben auf dem Wagen alle im Takt so gleichmäßig hin und her, das sollte den Wind darstellen. »Als drittes kommt das Feuer wie in Zungen!« rief der Ansager, und da bewegten die sich da oben auf dem Wagen immer so zuckend wie flackernde Flammen, mal größer, mal kleiner, ganz toll war das. Die Leute waren reineweg aus dem Häuschen. Da rief der Ansager »Und nun kommt endlich der Heilige Geist vom Himmel!« Und indem fangen die da an zu singen, aber nicht deutsch. Englisch und französisch und alles durcheinander. Einer haute immer auf seiner Gitarre rum, und die ganze Meute sang mit. Also das stimmt keinesfalls, daß das alles nur so wilde Revoluzzer waren, ich meine, die hätten doch nicht von Israel geredet und Halleluja gesungen. Wenn nachher gesagt worden ist, wie ich es aus unserem Dorfe gehört habe, ich hätte mich da mit Kommunisten und so verbrüdert, von dem Wort da stimmt keine einzige Zeile.

Der eine sang englisch, der andere französisch, russisch und chinesisch, Zulusprache und was sie da alles

108

hatten, aber ehrlich, man konnte jedes Halleluja verstehen.

Jetzt waren alle schon mächtig in Fahrt gekommen. Da langt der Ansager seinen Lautsprecher nach oben, und eins von den Mädchen hängt sich einen künstlichen Bart um, kriegt so einen Schlapphut auf den Kopf, die Flüstertüte in die Hand und ein Schild umgehängt, da steht drauf: Petrus. Da fängt die an »Ihr Männer von Israel, hört diese Worte!«

Ich weiß wohl, daß Sie vorher extra beschlossen hatten, das Gemeindehaus sollte nun doch nicht für die Übernachtung des Protestzuges zur Verfügung gestellt werden. Aber da war eine Stimmung, das können Sie sich nicht vorstellen. Nicht daß die da Krawall gemacht hätten. Da stimmt keine Spur von in dem bösartigen Leserbrief, wo das behauptet wurde. Die Leute waren von dem Spiel auf dem Anhänger so richtig begeistert und mitgerissen.

»Ihr Männer von Israel, hört diese Worte«, rief der Petrus, »ihr jüdischen Männer und alle, die ihr in Jerusalem wohnt, das sollt ihr wissen! Hört, was ich euch zu sagen habe. Denn diese sind nicht etwa betrunken, wie ihr meint, ist es doch erst die dritte Stunde am Tage!« Und damit zeigt sie auf die anderen Spieler und alle Zuhörer.

»Ihr Männer von Israel, hört diese Worte! Jesus von Nazareth, den Mann, der von Gott durch Taten, Wunder und Zeichen unter euch erwiesen ist – wie ihr selbst auch wißt –, denselben Jesus, der durch Gottes Rat und Vorsehung dahingegeben ist, den habt ihr genommen durch die Hände der Ungerechten und ihn ans Kreuz geschlagen und umgebracht.«

Wie die da stand und redete, da kann man sagen, was man will, Mut hat das junge Ding gehabt. Daß die nur kommunistische Hetzparolen gebrüllt hätte, ist wieder eine Verdrehung, wo mir einer was mit am Zeuge flicken wollte. Ich kann doch wohl die Internationale vom Halleluja unterscheiden. Aber ich will nicht abschweifen.

Dann rief Petrus: »Diesen Jesus hat Gott auferweckt.« Und dann wieder alle oben auf dem Wagen: Halleluja! »Dafür sind wir alle Zeugen!« – »Halleluja« – Und so ging das immer weiter, immer »Halleluja« dazwischen nach jedem Satz. »Da er nun durch die rechte Hand Gottes erhöht ist – Halleluja – und die Verheißung des Heiligen Geistes vom Vater empfangen hat – Halleluja – hat er diesen ausgegossen – wie ihr hier seht und hört – darum ist mein Herz fröhlich – Halleluja – und meine Zunge frohlockt«, oder so ähnlich, ich kann natürlich nicht wortwörtlich aus der Bibel zitieren, jedenfalls kam dann wieder »Halleluja – So wisse nun ganz Meierlingen gewiß, daß Gott diesen Jesus, den ihr gekreuzigt habt, zum Herrn und Christus gemacht hat!«

Da waren weit über hundert Menschen versammelt, und alle haben geklatscht und gelacht und gesungen und getanzt. Da war was los. Der ganze Kirchhof tobte Halleluja und ich mittendrin. Da kam gerade der Herr Pastor zurück, der kam kaum durch. Er bahnte sich einen Weg durch die Menge und konnte mir nur kurz zunicken. Da wußte ich Bescheid.

Jetzt kennen Sie die Geschichte. Wer mir nur ein Wort im Munde rumdreht, der hat von vorne bis hinten gelogen. Jetzt können Sie mich wegen Nichtausführung Ihrer Beschlüsse entlassen. Die mit ihrem Halleluja! Was blieb mir anderes übrig als aufzuschließen? Man kann wegen die Kernenergie zweierlei Meinung sein, aber daß mir das Mädchen aus Dankbarkeit um den Hals gefallen wäre und mich geküßt hätte, da ist kein wahres Wort dran gelogen.

110

Verzeichnis der Bibelstellen